LE SOMMEIL
DE LA RAISON

Du même auteur

La Consultation
Mercure de France, 1974
et Denoël, coll. « Médiations », 1979.
Prix Femina Vacaresco, 1974.

La Lumière médicale
Éditions du Seuil, 1981
et coll. « Points Actuels », 1982.

Le Regard des statues
roman
Mazarine, 1988.

NORBERT BENSAÏD

LE SOMMEIL DE LA RAISON

Une mode : les médecines douces

ÉDITIONS DU SEUIL
27, rue Jacob, Paris VIe

ISBN 2-02-010089-4

Fantaisie

Le radioréveil l'arracha au sommeil : « L'eau X purifie les cellules. » Il en fut tout saisi. Jamais encore la vérité de ce message ne l'avait frappé aussi profondément.

Au seul souvenir de ce qu'il avait mangé la veille, des cigarettes qu'il avait fumées, des pensées qu'il avait exprimées ou entendues, il eut le cœur soulevé. Il se sentait intoxiqué jusqu'au fond de lui-même, rempli à ras bord d'impuretés et de déchets. Se libérer en passant aux toilettes lui parut dérisoire : cette purification-là était purement mécanique et il n'avait même pas une tisane ou quelques pilules pour réveiller ses émonctoires et favoriser l'évacuation de ses intestins. Il pensa, comme malgré lui : il faut que j'élimine !

Sous la douche, il se sentit un peu mieux. Il sut avec évidence que l'eau était vraiment une merveille de la nature, et se dit que si elle pouvait nettoyer cette machine massive et compliquée qu'il appelait son corps, on ne pouvait douter qu'elle fût capable de purifier une vulgaire petite cellule. Pas n'importe quelle eau, bien sûr, pas cette eau morte qui ruisselait sur ses épaules, mais l'eau vivante des sources, venue du fin fond des montagnes et des âges, l'eau de toujours, préservée des pollutions et du temps.

Si seulement j'avais une bouteille de cette eau, se dit-il en regardant avec dégoût bouillir celle de son thé; peut-être débarrassée de ses microbes par l'ébullition, mais sûrement pas des produits chimiques qui, sous prétexte de la purifier, la pervertissaient radicalement.

Et puis, soudain, au fond d'un placard — la providence seule avait pu le guider là — une bouteille de ladite eau. Il était sauvé. Il la dégusta à petites gorgées gourmandes et ravies. Dans le silence de sa chambre, il écoutait la petite musique de ses milliards de cellules qui lui chantaient leur reconnaissance. Elles savaient bien, elles, ce qui leur convenait.

Son cerveau, peu à peu dégagé des miasmes de la nuit, libéré de ses toxines, se remit en marche. Il se mit à réfléchir. Voyons, se dit-il, cette eau que je suis en train de boire est là, dans cette bouteille en plastique, depuis combien de temps ? Et, avant de parvenir ici, dans combien de dépôts, de camions, de points de vente avait-elle, peut-être sous le soleil et dans la chaleur, séjourné ?

Il se jura que désormais il n'achèterait plus l'eau X qu'en bouteilles de verre. Le verre, c'est bien plus sain et bien plus naturel. Il se demanda alors d'où lui venait cette conviction : en quoi le verre était-il plus naturel que le plastique ? N'était-il pas, lui aussi, le fruit de l'industrie et de la chimie ? Il se rappela que, dans son enfance, il ne serait jamais venu à l'idée de personne de consommer une eau qui serait demeurée, ne fût-ce que quelques heures, dans les cruches de terre qu'on appelait des gargoulettes. Pourtant la terre n'a rien de chimique, ni d'artificiel. Mais si ce n'est pas chimique, c'est quoi ?

Il but un dernier verre. D'un trait cette fois. Et des images surgirent : la cellule, la chère petite cellule qui appelait de tous ses vœux la bienfaisante eau X, et que des « impuretés », « déchets », etc., étaient censés « intoxiquer », il se la représenta frétillante d'aise sous une douche d'eau X, et il s'étonna. Pour autant qu'il s'en souvînt, la cellule était une petite machine terriblement complexe et intelligente qui avait sûrement ses petits trucs à elle pour se défendre contre tout le « mauvais » qu'à longueur de temps il lui infligeait. Elle avait besoin d'eau pour vivre, c'est sûr. Mais pour se laver de ses péchés ?

Il se dit que, capable d'avaler une bouteille d'eau croupie et une publicité dépourvue de sens, il était peut-être capable d'avaler n'importe quelle absurdité. Il se souvint d'une plaisanterie de mauvais goût dont la portée lui avait jusqu'ici échappé, qui prêtait au Front national le slogan : « Il faut que j'é-li-mi-ne. » Les adversaires de la démocratie ne jugeaient-ils pas que tous ses serviteurs étaient des « pourris » ? Et tous les discours, toutes les vérités de la même « eau » qu'à longueur de journée il écoutait sans sourciller sur la pureté, la culture souillée par les autres, etc.

Accablé par la révélation de sa crédulité mais exalté par sa capacité à se ressaisir, il contempla, perplexe, la bouteille vide. S'il n'avait pas bu l'eau X, en aurait-il été capable ?

Et si ça marchait, après tout ?

Introduction

En elles-mêmes, les médecines dites douces ne sont pas d'un grand intérêt. Ni théorique ni pratique. Nous verrons qu'elles répondent mal — pas du tout ou faussement — aux questions posées par la maladie, qu'elles ne proposent que des moyens thérapeutiques médiocres ou incertains, et qu'elles ne nous aident même pas à mieux comprendre et mieux combattre les excès et les erreurs de la médecine scientifique.

Il importe cependant qu'on les interroge. Et surtout qu'on analyse l'engouement dont elles sont l'objet. Pour plusieurs raisons.

D'abord, en raison même de cet engouement. Même s'il est, à l'examen, dépourvu de tout fondement, il ne peut être totalement dénué de signification.

Ensuite, à cause de la reconnaissance que leur accordent des autorités politiques et même universitaires. Chacun est libre de croire aux astrologues ; mais si l'astrologie qui sert déjà à sélectionner les candidats à un emploi était enseignée dans les universités, alors la liberté d'y croire n'irait plus d'elle-même.

Enfin et surtout, parce qu'elles apparaissent comme le paradigme de toutes les dérives actuelles de l'opinion : elles détournent à leur profit des sentiments et des pensées dignes d'un meilleur emploi. La défiance à l'égard d'une raison positiviste, le refus de la violence, le respect de la nature, la lutte contre les pouvoirs, etc. pourraient en effet servir à « adoucir » la médecine, à se battre pour plus d'esprit scientifique et pour une raison plus complexe, au lieu de se perdre dans des croyances.

De plus, pour peu qu'on y regarde de près, les médecines douces n'entraînent pas la conviction. Ce sont des convictions antérieures qui les imposent. Et ce sont ces convictions qui sont l'objet essentiel de ce livre.

En effet, cet ouvrage n'est pas une attaque passionnelle contre ces médecines. Que chacun, pour son compte, y ait recours pour soigner ou être soigné relève de la liberté individuelle et ne pose, au fond, aucun problème. Mais cette vogue des médecines douces n'a pas pour seule origine les bienfaits que certains peuvent leur reconnaître. Elles profitent aussi d'un mouvement des idées dont elles seraient une illustration exemplaire. Qu'on aille, même en très grand nombre, consulter des médecins « autres » n'a de signification que pour ceux qui le font. Mais que, sans les connaître et sans même y recourir, on prône ou défende les médecines douces est autrement chargé de sens — et de danger.

Ce livre n'est pas non plus une défense sectaire de la médecine scientifique : il est trop évident que ce sont les défauts de celle-ci qui font la plus grande part du succès de celles-là. Ces défauts ont fait l'objet de deux ouvrages antérieurs[1] et de nombreux articles[2]. Et que les critiques qui s'y exprimaient à l'égard de la médecine, ou plus exactement de la manière dont les médecins et l'institution médicale la pensent et la pratiquent aient pu jouer le moindre rôle en

1. *La Consultation,* Mercure de France, 1974; édition de poche : Denoël, coll. « Médiations », 1979.
La Lumière médicale, Éd. du Seuil, 1981.
2. Parus dans *le Nouvel Observateur.*

faveur des médecines douces, résulterait d'un tel malentendu que le dissiper devient en quelque sorte une obligation morale. C'est ma seule implication personnelle.

Je m'efforcerai donc de considérer le succès des médecines douces comme une maladie — de la médecine, de la pensée médicale et plus généralement de la pensée — qui ne peut être combattue par des invectives conjuratoires, mais dont on doit étudier les symptômes, les modes de contagion, les mécanismes, et éventuellement le traitement.

Mais encore faut-il, auparavant, répondre à certaines objections, désarmer l'intimidation, préciser les raisons et les ambitions d'une telle entreprise. Et, bien sûr, ses limites.

L'intimidation

Les médecines dites douces veulent qu'on les écoute et qu'on les reconnaisse. C'est leur droit. Et, à en juger par le volume des publications — livres, revues, articles — et des émissions, radiophoniques et télévisées, qui leur sont consacrées, elles y sont parvenues au-delà de toute espérance. Et de toute mesure. Les sondages d'opinion confirment, en outre, qu'elles ont acquis une « légitimation sociale » qui les dispenserait apparemment de la « légitimation scientifique » qu'on exige habituellement d'une démarche médicale. Pour elles, la légitimation scientifique ne serait ni pertinente ni nécessaire.

De son côté, la médecine officielle, assurée de sa prééminence et orgueilleuse de ses succès, n'est soucieuse que de sa propre gloire. Elle n'a pas à établir ses légitimités. Ses représentants ne daignent donc généralement pas perdre leur temps et leur dignité à discuter les « médecines » qu'on lui oppose. Ce serait leur accorder déjà un crédit indu et se compromettre dans des querelles sans panache ni profit.

Grâce à quoi on ne parle jamais des médecines douces que pour en chanter les mérites. Ceux qui devraient et voudraient, malgré tout, exprimer des réserves semblent frappés de paralysie ou témoignent, pour le moins, d'une grande timidité. Sans doute ne veulent-ils pas courir le risque de se voir immédiatement taxés de dogmatisme, de sectarisme, de rationalisme étroit, de matérialisme entêté, d'intolérance, d'incrédulité systématique, d'archaïsme, de manque de curiosité et d'imagination, etc.

Déjà, ces reproches, quasi automatiques, laissent rêveur. Faudrait-il vraiment tenir pour établi que le savoir scientifique, pluraliste et mouvant, sans cesse et par lui-même remis en question, ressemble davantage à un dogme que les vérités « holistiques » des médecines douces, définitives et fermées sur elles-mêmes ; que la communauté scientifique internationale, acharnée à tout vérifier, est plus sectaire que les fidèles de l'homéopathie, de l'acupuncture ou de l'aromathérapie ; que les médecins qui servent ces « médecines » et les patients qui y ont recours sont aujourd'hui victimes d'un ostracisme, de poursuites, d'interdit de parler, d'écrire, de s'exprimer, de faire de la publicité ? Et les limites de la raison suffiraient-elles à légitimer n'importe quelle croyance ? L'incrédulité serait-elle devenue un péché et la crédulité la plus grande vertu d'une raison d'un « autre » ordre ? L'Esprit nous condamnerait-il à une méconnaissance du corps matériel et de ses lois ? L'incroyable richesse et la diversité des découvertes scientifiques ne suffiraient-elles pas à satisfaire toutes les curiosités ?

Quant à l'intolérance, elle n'est pas toujours du côté qu'on croit. Un exemple : un jour, à la radio, on demandait à un homéopathe si des mères de famille pouvaient traiter elles-mêmes leurs enfants quand une longue expérience leur avait appris à bien connaître les doses infinitésimales. « Oui », disait-il, non sans d'évidentes réticences. Mais à deux conditions : que soient bien respectées les doses et que, si les symptômes ne se sont pas amendés au bout de quarante-huit heures, un médecin soit appelé :

— Un homéopathe ?

— Bien sûr.

— Mais s'il n'y a pas d'homéopathe disponible ?

— Pourquoi n'y en aurait-il pas ?

— Supposons qu'il n'y en ait pas ? Cette mère doit-elle

poursuivre le traitement sans contrôle, ou appeler un médecin allopathe ?

Long silence. Puis :

— Dans ce cas, si les symptômes sont vraiment inquiétants... peut-être vaut-il mieux, pour éliminer une maladie grave, consulter un allopathe.

— Et suivre ses conseils ?

Pas de réponse.

Ce qu'exigent, en fait, les médecines douces, ce n'est pas qu'on les entende, mais bel et bien qu'on les croie sur parole. Elles jouent de l'intimidation et de la peur de « passer à côté » d'une vérité qui, « un jour, peut-être... ».

Sur ce point, Galilée nous aura décidément joué un bien mauvais tour. Il a osé dire une vérité condamnée par l'Église, et il avait raison ! Depuis, n'importe qui se prend pour Galilée. A peine les affirmations d'un imbécile ou d'un délirant sont-elles l'objet d'un examen critique qu'aussitôt on invoque son nom. Surtout, bien sûr, quand le verdict émane d'une autorité ou d'une institution « officielle ».

On oublie seulement qu'avec Galilée c'était une vérité scientifique, née de l'observation et de la raison, qui était énoncée ; et qu'elle n'avait pas été refusée au nom de la raison mais d'une vérité religieuse révélée. Aujourd'hui, au contraire, ce sont presque toujours les tenants des vérités révélées qui se révoltent quand elles sont rejetées au nom de la science — aussitôt déclarée « officielle » — et d'une raison, forcément « bornée ». On oublie aussi que, depuis Galilée, il n'y a pratiquement pas de vérité scientifique qui ait été durablement méconnue, rejetée, persécutée. Les vraies découvertes rencontrent des résistances, des oppositions, ce qui est bien normal, mais ni Pasteur, ni Claude Bernard, ni Einstein, ni Freud ne sont morts dans la misère et méprisés de tous.

Pourtant, à cause de Galilée, on n'ose plus. On se tait, on laisse dire, on pense qu'au fond ça n'a pas tellement d'importance — et qu'à tout hasard il vaut mieux être du « bon » côté.

On rappelle aussi, non sans raison, que la plupart des grandes découvertes se sont imposées contre le sens commun, contre ce qu'on regardait comme des évidences. Bien sûr ! mais doit-on pour autant considérer que n'importe quelle idée devrait, sous prétexte qu'elle défie le sens commun, être immédiatement tenue pour vraie, ou pouvant être vraie ? Ou bien faut-il supposer que l'esprit — qui ne se réduit pas au bon sens — est capable de distinguer le vrai du faux, le stupide de ce qui ne l'est pas ? Ne fût-ce qu'en attendant que des éléments ultérieurs obligent à réviser, rationnellement, ce jugement. Faute de quoi, plus une hypothèse sera dénuée de raison et non vérifiée, et plus elle devra être entourée de respect. On n'en finirait pas d'énumérer les « découvertes » qui, défendues au nom du « sait-on jamais » et de la méfiance à l'égard du bon sens, ont sombré ensuite dans le ridicule. (Ou qui, parfois, poursuivent, en dépit de tout, de fructueuses carrières.)

Les médecins ont pris l'habitude de se défendre contre la littérature dont les industries pharmaceutiques les submergent. Graphiques, statistiques, autorité de grands patrons à l'appui, on y démontre les mérites exceptionnels de médicaments toujours plus efficaces et mieux tolérés ; mais ils savent que ces médicaments ne sont généralement pas aussi merveilleux qu'on le dit et qu'ils seront bientôt dépassés par d'autres médicaments encore plus efficaces et mieux tolérés. La lecture, bien éprouvante, des textes qui vantent les mérites des médecines douces devrait susciter, chez eux, encore plus de méfiance : ici, en effet, les résultats sont une fois pour toutes remarquables et les théories sans réplique. Rien n'est jamais remis en question ni éventuellement dépassé. Ce qu'un médecin peut difficilement croire, et que, pourtant, certains veulent à tout prix « croire ».

Mais justement : il n'y a rien à redire à des affirmations de ce type quand elles expriment une *croyance*, religieuse ou autre, mais elles ne peuvent plus être acceptées quand elles prétendent transmettre des informations et fonder un savoir. Il faut choisir. Si les médecines douces ne veulent pas nous faire partager une croyance mais nous convaincre, nous sommes en droit de leur opposer des arguments rationnels. De ne pas nous laisser intimider.

La médecine n'a certes jamais été une. Au cours du temps et selon les lieux, l'ensemble de savoirs, de pratiques et de théories qui soutiennent l'ambition de soigner, a pris des visages différents. Au même moment, au même endroit, ont coexisté des conceptions différentes du corps, de l'esprit, de leurs désordres et des moyens de les combattre. Les médecins dont se moquait Molière, soutenus par la Faculté, avaient des opposants farouches, amis de Molière, qui s'efforçaient déjà d'être scientifiques. Le rebouteux, la matrone, l'herboriste et la sorcière ont toujours disputé et disputent encore aux médecins, avec plus ou moins de bonheur, la charge de soigner.

Aujourd'hui, la médecine dite officielle est incontestablement « dominante ». Les institutions : ministères, académies, conseils de l'Ordre, commissions diverses, etc., ne font aucune place à d'« autres » médecines. Mais cela ne veut pas dire qu'elle est homogène et fermée. Elle est parcourue de courants contradictoires, organicistes ou psychologisants, sociaux ou élitistes, etc. Des théories contraires la divisent et se heurtent. Elle est constituée de catégories souvent opposées : généralistes et hospitaliers par exemple. Elle est ouverte à ce qui peut lui venir de l'extérieur — d'autres sciences ou de savoirs traditionnels. Elle est même sensible aux critiques : les accusations d'Ivan Illich sur les effets négatifs de la thérapeutique ont suscité, dans certains services hospitaliers, une véritable obsession des maladies dites iatrogènes (dues aux médicaments).

Son unité repose simplement sur la conviction commune que les connaissances doivent être vérifiées et sur l'usage du savoir médical ainsi acquis. Donc sur un examen critique des nouveautés qui lui sont présentées et plus particulièrement de celles qui tiennent pour nul ou « dépassé » ce savoir médical.

Or, jamais, depuis l'avènement de la médecine scientifique, les pratiques non scientifiques n'ont suscité une telle faveur officielle et publique ni bénéficié d'une telle complaisance médiatique.

Les médias

Présenter ces pratiques au public, sans les accompagner de discussions et sans contrepartie, équivaut, en effet, à les faire accepter avant tout examen, à leur accorder un aval qu'elles n'auraient à justifier qu'ultérieurement.

Pour ne prendre que deux exemples d'émissions entendues le même jour, par hasard, à la radio, pourquoi des personnes non averties ne croiraient-elles pas, puisqu'on le dit « dans le poste », qu'on guérit en tenant un œuf dans une main ou qu'« au moins une personne sur mille est enterrée vivante » (les corps de soltats tués au Viêt-nam, et ramenés aux États-Unis, auraient montré, arrivés là-bas, des signes de lutte, au point que « nombreux sont les Américains qui se font enterrer avec le téléphone »), quand personne ne songe à demander à l'un ce que sont les énergies négatives, comment on les reconnaît, comment on connaît leurs effets, ni pourquoi, de quelle manière un pauvre petit œuf aurait la vertu de les annuler, et à l'autre d'où il tient ses informations sur les soldats tués au Viêt-nam et quelles preuves il peut fournir de ce qu'il avance ? Et pourquoi, présentées comme elles l'ont été, les « théories » de Rika Zaraï n'auraient-elles pas semblé crédibles ?

Une chanteuse

Mme Rika Zaraï est chanteuse. Elle ne tente pas de nous faire croire qu'elle est familière des prairies et des bois, qu'elle est l'héritière d'une longue lignée d'herboristes, ou qu'elle s'est attachée à une patiente et longue expérimentation des vertus des plantes et de la diététique. Elle affirme seulement que, victime d'un grave accident de la route, elle a découvert les mérites de la médecine « naturelle ». Désirant généreusement que tout le monde profite de cette révélation, elle a donc écrit un livre. *Ma médecine naturelle* n'est, à la lecture, que la compilation discutable et contestée de ce que contenaient déjà des ouvrages plus sérieux. Celui-ci a pourtant atteint des chiffres de vente fabuleux : 2 millions d'exemplaires ! A croire que les Français, affamés de savoir, souffraient d'une frustration à la limite du supportable. Et qu'ils sont, aussi, d'une grande crédulité.

Que nous raconte en effet celle à qui la médecine naturelle a permis de rechanter *Balapapa* sur scène ? A la suite de son accident, elle était atteinte de « plusieurs traumatismes crâniens » (peut-être veut-elle dire plusieurs fractures du crâne, car un traumatisme à la fois suffit généralement aux personnes ordinaires), d'une rupture des tendons du poignet gauche qu'on a vite réparés, pendant son coma, pour « stopper l'hémorragie » (qui, jusque-là, aurait bien pu penser que des tendons saignaient tant ?), et de fractures vertébrales qu'elle se révélait incapable de « calcifier ». En raison de quoi les médecins, ayant jugé bon de l'immobiliser dans une coquille plâtrée, s'étaient convaincus et l'avaient convaincue, mais sans le lui dire, qu'elle ne marcherait plus. Et puis, un de ses amis lui a dit : « Nous sommes ce que nous mangeons. Si vous êtes malade, c'est parce que vous mangez mal. » On admirera au passage cette manière de reléguer l'accident au rôle d'épiphénomène. On aurait pu se contenter de lui dire : « Si vous ne guérissez pas plus vite, c'est parce que vous mangez mal. » Mais c'est sûrement ce qu'on voulait dire. Rika Zaraï s'est donc mise à manger mieux, à appliquer de l'argile sur ses blessures, et après un peu plus d'un an de ce traitement, elle est remontée sur les planches. Soutenue par un énorme corset cependant car, l'un n'empêchant pas l'autre, elle n'a à aucun moment dédaigné les soins médicaux ; mais en faisant toujours la part, bien sûr, de ce qui revenait aux graines de courge et au citron et de ce dont pouvait être créditée, par exemple, la kinésithérapie.

Grâce à cette expérience, limitée mais révélatrice, elle nous dit comment vivre. Elle a même eu une illumination qui laissera ébahis bien des lecteurs du Livre. (De la Bible, pas du sien.) Enfant, elle s'était toujours demandé comment Moïse, déjà âgé (elle a calculé qu'il devait avoir alors dans les quatre-vingts ans), avait bien pu traverser le désert et mener les juifs jusqu'à la terre promise. Dieu ou la foi, croyez-vous ? Pas du tout : le pain azyme, la « matza » que les juifs mangent à Pâque pour commémorer leur départ d'Égypte. Conclusion : mangez du pain complet !

Mais ne chipotons pas. On peut, en des occasions et avec des moyens discutables, découvrir des vérités indiscutables. C'est en laissant traîner des boîtes de culture que Fleming a découvert la pénicilline et c'est à la vaccination contre la rage, pourtant contestable, que nous devons les vaccinations et Pasteur sa gloire. Quant au livre de Rika Zaraï, il nous vaut quand même quelques petites joies. 2 millions d'exemplaires vendus, cela représente en effet au moins 4 millions de lecteurs. Si on admet qu'1 lecteur sur 10, soit 400 000 au total, est prêt à suivre les conseils de Mme Rika Zaraï et qu'au moins 1 sur 10 de ces 400 000 lecteurs est un « fonctionnel » plutôt abattu ou déprimé, on peut sans audace supposer qu'au moins 40 000 Français prennent chaque matin un bain de siège bien froid (décrit, Dieu sait pourquoi, dans le chapitre « Tisanothérapie » !) destiné à « drainer les déchets, fortifier l'organisme et réveiller les défenses naturelles » ; et par là même capable de vaincre la dépression. A condition de l'associer, il est vrai, à des tisanes, de se nourrir d'aliments « non encrassants » et d'avoir des « pensées positives ». Et « en appelant une personne proche à la rescousse » car « dans les premiers temps on agit difficilement seul ». Ah ! les déprimés habités de « pensées positives » !

Mme Rika Zaraï n'est manifestement pas une méchante femme. Elle y croit. Dur comme fer. C'est son droit. Avant de la lire, on se dit : « C'est bizarre, ce succès ! » Après l'avoir lue, on reste sans voix.

Un doyen

Les prises de position du professeur Cornillot sont d'une toute autre importance et posent, évidemment, des problèmes de fond plus sérieux.

Il y a quelques années, naissait au CHU de Bobigny une formation spécifique du généraliste. Cette initiative était inspirée, pour une part au moins, par des médecins pour qui la médecine générale ne pouvait être seulement la juxtaposition de spécialités de qualité inférieure. Elle devait être aussi, et même surtout, une autre manière d'aborder les malades, fondée sur la relation personnelle entre le médecin et ses patients. Il s'agissait donc d'aider le généraliste à prendre conscience de cette dimension de son métier ; de lui apprendre à soigner des affections dont la médecine technique ne sait que faire et à soutenir, guider et comprendre les malades qui relèvent inévitablement de cette médecine technique mais supportent mal leurs relations avec elle et avec les médecins. On voulait donner une réalité à la formule : « La médecine générale sera psychosomatique ou ne sera plus. »

Cette ambition a tourné court. Sans doute déçu, et méfiant à l'égard d'une psychologie dont la scientificité lui paraissait douteuse, le Pr Cornillot qui est depuis le début, en tant que doyen, l'instigateur et l'acteur principal de ce projet, a préféré se tourner vers l'enseignement de médecines douces, beaucoup plus rigoureuses, sans doute, à ses yeux (homéopathie, acupuncture, aromathérapie, auriculothérapie, mésothérapie et naturopathie). On aurait pu croire qu'il attendait de ces médecines qu'elles servent de médiation entre le médecin et son patient pour favoriser ce qu'on appelle la relation. Mais il a bientôt fallu se rendre à l'évidence : pris au jeu, ou réellement convaincu, ou peut-être irrité par des prétentions de la médecine « officielle », le doyen Cornillot s'est érigé en défenseur des médecines qu'il appelle « alternatives », et de leurs vertus propres.

Prendre cette position revenait à dire aux praticiens que, désarmés en face de certaines pathologies, ils pouvaient et devaient alors se tourner vers les médecines douces. C'était donc :

— supposer que ces médecines méritaient de jouer ce rôle dit alternatif, les légitimer scientifiquement ;

— répondre par une « autre » technique aux problèmes posés par la médecine technique et rejeter aux oubliettes une « autre » manière de pratiquer cette médecine technique ;

— suspecter cette même médecine (sans doute mal adaptée parfois, mais toujours d'une impérieuse nécessité), la considérer comme figée dans sa dureté, comme étant, par nature, impropre à résoudre les problèmes quotidiens, même si on essayait de l'intégrer dans une conception plus large ;

— feindre d'offrir la possibilité d'user en même temps de la médecine scientifique et des médecines douces alors qu'on ne peut pas ignorer qu'elles sont mentalement incompatibles (si elles sont dites « parallèles », ce n'est pas sans raison : les parallèles, par définition, ne se rejoignent jamais) ;

— donc, en fin de compte, rendre superflue toute autre « formation » du médecin, car en plus, cette initiative était inutile : on n'a pas attendu Bobigny pour s'orienter vers des formations parallèles.

L'enseignement de certaines médecines douces ne pouvait donc avoir qu'un but et qu'une conséquence : une incitation et une légitimation : « Les médecines douces répondent à vos besoins. »

Son titre de doyen donne beaucoup de poids aux déclarations du Pr Cornillot. Or jamais il n'use, dans sa défense des médecines douces, d'arguments scientifiques. Il part du fait sociologique (la vogue des médecines douces), selon lui respectable, et renvoie les détracteurs aux imperfections de la médecine technique et institutionnelle qui ferait mieux de commencer par balayer devant sa porte. Ce qui est vrai, mais ne suffit pas. Ayant ainsi disqualifié la critique, il ne dit pas, en effet, en quoi l'auriculothérapie ou la naturothérapie lui apparaissent riches de ressources et d'invention ni en quoi elles permettraient une critique constructive de la médecine.

Un ministre

Ce qui pouvait n'apparaître que comme un caprice de la curiosité publique, ou comme la fantaisie d'un doyen isolé, prend une autre ampleur et une autre consistance avec les initiatives de Mme Georgina Dufoix en 1985. S'appuyant, comme le Pr Cornillot, sur l'intérêt croissant que le grand public leur porte — intérêt mesuré par sondage, comme si la vérité, en médecine, était affaire d'opinion — et sur le crédit que leur accordent certains médecins (et peut-être sur une expérience personnelle), Mme Dufoix a cru bon, dans les derniers mois de sa présence au ministère des Affaires sociales, de fournir aux médecines douces un label officiel. Elle n'est certes pas allée jusqu'à les déclarer d'emblée fondées en raison et efficaces, mais elle a insisté pour que soient examinés les mérites et vertus dont elles se vantent et dont on les flatte. Et que, de toute évidence, elle leur prête.

A moins d'affirmer que tout et n'importe quoi mérite examen, déclarer que quelque chose le mérite, c'est en effet le créditer déjà d'un préjugé favorable. On aurait pu croire, là aussi, que, en officialisant, souvent malgré elles, des pratiques pour qui le mot « officielle » accolé à celui de médecine est une injure et en les démarginalisant quand leur plus grand mérite est d'être « parallèles », on voulait habilement les désarmer en les « récupérant » comme on disait naguère, en leur ôtant cette aura de mystère qui fait l'essentiel de leur séduction. Mais il n'en est rien. On veut bel et bien les « reconnaître ».

Quand, au nom de l'ARS (Association de réseaux de santé) qu'elle a fondée après son départ des Affaires, Mme Georgina Dufoix déclare[1] : « La montée des médecines différentes constitue un fait de société d'une telle ampleur qu'elle impose une attitude réaliste de la part de tous ceux qui s'intéressent au développement de la santé. On ne peut nier un phénomène de cette importance. L'histoire enseigne qu'il n'est de pire erreur que de sous-évaluer un événement social sous prétexte qu'il porte en lui les germes d'un changement, voire d'une mutation ou d'une révolution », il est bien difficile de voir dans cette déclaration un appel à la vigilance — comme ce serait le cas, par exemple, du moins peut-on l'espérer, si le « fait de société » de grande ampleur était la montée de la xénophobie et du racisme ou si le « phénomène de cette importance » était le ralliement

1. *Médecines nouvelles*, n° 20, décembre 1986 ; 8, rue Darwin, 75018 Paris.

massif et conditionné de l'opinion au « réalisme » et au « libéralisme ». Ce que Mme Dufoix veut dire est bien clair : une partie de l'opinion étant avec elle, elle a décidé de s'en servir en faveur de ses propres convictions.

Et qui a jamais dit, supposé, laissé entendre que si on « sous-évaluait » le « phénomène social » des médecines douces, c'était parce qu'elles portaient en elles les germes d'une quelconque « mutation »? Qui peut en effet croire sérieusement qu'une « révolution » puisse naître de la restauration d'idées archaïques, et qui se flattent de l'être?

Et quand l'ancien ministre ajoute : « Au-delà des discours sur la pertinence de telle pratique ou sur les résultats des médecines différentes, comment ne pas sentir le poids d'une revendication sur le droit à gérer soi-même sa maladie, son infirmité ou sa mort ? », on ne peut que s'étonner. Il faudrait attendre des médecines douces que soit enfin satisfaite la revendication, légitime, d'une plus grande autonomie du patient? On a peut-être quelques chances de combattre le « pouvoir médical » en s'appuyant sur une science partagée parce que, rationnelle, elle est partageable. Comment le pourrait-on quand il faut croire sur parole des décrets de la révélation? Révélation et Révolution vont mal ensemble.

Et pour se convaincre définitivement que l'intention du ministre, devenu la fondatrice de l'ARS, n'est en aucune manière l'examen critique des idées, qui dans une période de crise — économique et de la pensée — semblent séduire une opinion désorientée, mais un plaidoyer en leur faveur, il suffit de prendre connaissance des rapports suscités par le ministère des Affaires sociales quand elle le dirigeait encore.

Le premier — février 1986 — émanait d'un groupe comprenant des chercheurs, des universitaires (dont le doyen Cornillot) et des représentants des usagers. La conclusion en était ambiguë. On restait dans les généralités, et les rapporteurs — un seul membre de la commission, un cancérologue, a refusé sa signature — disaient en somme, et sur un mode plutôt réticent, que, puisque des personnes respectables semblaient s'y intéresser, il fallait peut-être aller voir de plus près ce que signifiaient les médecines dites différentes, mais à condition de respecter, et donc de leur imposer, les règles habituelles, longuement rappelées, d'une expérimentation rigoureuse, ce qui, dans leur cas, ne semblait pas aller de soi. Il est difficile, en tout cas, de trouver dans ce rapport une approbation enthousiaste et une évaluation optimiste des projets ministériels.

Il fallait donc aller plus loin. Un second numéro de la publication du ministère des Affaires sociales était publié, en mai 1986[1], qui donnait, lui, la parole aux principaux intéressés. Qui mieux qu'un homéopathe peut parler de l'homéopathie, et mieux qu'un mésothérapeute, de la mésothérapie ? Cela nous vaut 200 pages de propagande. Comparé à cet album publicitaire, un numéro de *Science et Vie* paru le même mois, et consacré au même sujet, est une bouffée d'air pur. Et pourtant il n'est pas, loin de là, dirigé « contre » les médecines douces.

L'initiative de Mme Georgina Dufoix ne signifie donc pas que, pour être acceptées, certaines médecines ont à démontrer qu'elles sont fondées en raison et à faire la preuve de leur efficacité, mais que, tant que la preuve du contraire n'en aura pas été apportée, elles sont acceptables en raison des idées qu'elles mobilisent et qui les soutiennent. Elles sont admises sous réserve et non refusées sous réserve. La preuve ne leur incombe pas. Comme si on autorisait la mise sur le marché d'un médicament nouveau quitte à le retirer si l'expérimentation démontrait ses dangers et son inefficacité.

1. Présentés comme des références, les articles de cette revue me serviront de référence.

Et, accessoirement, un autre ministre

Mme Barzach, elle aussi, est intervenue, mais plus indirectement. Elle se contente d'encourager l'automédication. Si la consommation de médicaments est excessive et surtout trop coûteuse, c'est parce qu'on s'obstine à soigner des maladies qui n'en valent pas la peine en usant de moyens disproportionnés, et parce qu'on absorbe sans raison des médicaments sans efficacité réelle, dits « de confort ». Il conviendrait donc que ces médicaments et ces maladies soient chassés du champ de la vraie médecine, et ne soient plus pris en charge par la Sécurité sociale.

Cela a l'air raisonnable mais, outre qu'il n'est pas toujours facile — même pour le médecin — de décider de la bénignité d'un symptôme ni de nier aux médicaments dits de confort une action — souvent nécessaire et non négligeable —, cette attitude témoigne d'un bien grand mépris : cela revient en effet à dire que si « ces gens-là » veulent avaler des pilules qui ne servent à rien, prescrites par des médecins qui ne savent comment répondre à une demande qui n'est pas purement technique, qu'au moins ce ne soit pas aux frais de la Sécurité sociale. Éduquer les patients et mieux former les médecins serait sans doute trop compliqué et peu efficace à court terme.

Et on voit bien ce qui peut le mieux combler le vide ainsi creusé. Puisque les médecins ne savent que faire et puisque les patients font n'importe quoi, pourquoi ne pas se tourner vers les médecines douces ? Ne sont-elles pas, au pire, des placebos perfectionnés et peu onéreux ?

On peut comprendre ce qui a pu pousser Rika Zaraï à écrire *Ma médecine naturelle.* D'autre part, son succès révèle davantage le rôle déterminant des médias que l'intérêt du livre ou le goût réel du public. (Ne faut-il pas lui présenter ce qui déjà lui plaît ? Étant entendu que ce qui lui plaît, bien sûr, c'est ce qu'on lui a présenté comme digne d'intérêt.) Et la notoriété de la chanteuse facilitait bien les choses (ah ! combien d'interviews et combien de reportages, sur les écrans, les ondes et dans la presse écrite). De plus, ses affirmations sont si étranges et si peu accessibles à une analyse rationnelle que jouait à plein en sa faveur la mécanique du « sait-on jamais ». Et son expérience personnelle n'était-elle pas digne de foi et émouvante ?

De toute façon, le phénomène Rika Zaraï n'a d'intérêt que comme symptôme.

On comprend moins bien le doyen Cornillot. Pense-t-il sincèrement que le destin de la médecine générale est si désespéré qu'on ne puisse plus recourir qu'aux médecines douces pour la sauver ? Ou bien son exaspération à l'égard des prétentions et de l'impérialisme de la médecine scientifique — donc spécialisée — le conduit-elle à ne voir le salut que dans une rupture avec elle ? Ou bien croit-il vraiment aux mérites intrinsèques des médecines douces ?

Avec Mme Dufoix on ne comprend plus du tout. Depuis quand un ministre de la Santé (ou des Affaires sociales) s'autorise-t-il à intervenir non plus, comme sa fonction le lui commande, sur les modalités pratiques de la distribution des soins, mais sur leur contenu ? A l'instar des autorités soviétiques qui choisissaient Lyssenko contre la biologie « officielle », nos gouvernants s'arrogeraient-ils le droit de dire le vrai en biologie, en médecine, en physique ? Et la prise de position publique de Mme Dufoix en faveur *d'une* thérapeutique du SIDA n'avait pas de quoi rassurer.

Et que M. Cornillot et Mme Dufoix soient des personnes estimables ne peut qu'inquiéter davantage encore. Si ceux qu'on aurait pu croire du côté de la raison, du progrès, de la recherche de la vérité en arrivent à promouvoir des médecines qu'on peut au moins discuter, c'est que vraiment quelque chose ne va pas dans le royaume de la médecine. C'est que la raison est vraiment en déroute.

Et c'est une bien curieuse conception de la démocratie que de croire que l'opinion (même minoritaire, comme c'est ici le cas) a toujours raison, ou doit, au moins, toujours être prise en considération. Une opinion, même bruyante, et de surcroît médiatisée (formée et amplifiée par les médias), n'incarne pas forcément le Bien et le Vrai. Et quand bien même elle serait majoritaire ! D'ordinaire, on part du vrai et du bien pour combattre éventuellement l'opinion (pour la peine de mort, par exemple) et pas le contraire.

Même les théologiens et les philosophes, quand ils avaient à affronter la Raison des esprits forts — ou leurs propres doutes —, se croyaient obligés de justifier leur foi, de faire, par exemple, la « preuve » de l'existence de Dieu (fût-ce par l'absurde). Ils ne se satisfaisaient ni de l'appui que leur apportait la croyance populaire — quasi générale — ni de la confusion entre l'Église et l'État. L'opinion ne fondait pas la foi.

Mais sans doute croit-on exprimer des opinions avancées et tolérantes en allant au-devant de l'opinion publique et en bravant l' « idéologie dominante ».

Des précisions

La médecine se contente d'être. Elle ne se donne aucun nom. Ce sont les autres médecines qui lui donnent le nom ridicule d'allopathie et qui la disent « dure », « officielle », etc. Et ce sont ces médecines qui se donnent à elles-mêmes les noms souvent absurdes qui, par exemple, se terminent par le suffixe « pathie », quand ils désignent des thérapeutiques (homéopathie, ostéopathie, naturopathie). Et ce sont leurs partisans qui décident de les appeler « douces », « parallèles », « autres », « naturelles », « alternatives », etc. Or, l'intolérance, c'est déjà d'affubler l'autre d'un nom, pour l'y enfermer : on est pour toujours ceci ou cela. Et le dogmatisme doctrinal commence toujours par se coller une étiquette flatteuse. La médecine ne nomme que les maladies.

Nous nous contenterons donc d'appeler « médecine » la médecine scientifique, dite « officielle », et « médecines douces » toutes les autres. La douceur est, en effet, aux yeux de leurs adeptes et du grand public, leur vertu principale. Et les appeler « autres » ou « alternatives », c'est déjà leur accorder un crédit qui reste à établir. Peut-on, par exemple, comparer sérieusement le savoir et le pouvoir de la médecine à ceux de ces médecines au point de faire comme s'il y avait une véritable alternative, un choix possible ?

Pour juger les médecines douces et la médecine, il vaut mieux ne pas se perdre dans des querelles de « cas », dénoncer tels travers, monter en épingle tel résultat ou tel échec. On ne compare pas la voiture et le cheval en évaluant les prouesses des cavaliers ou des conducteurs mais en évaluant ce que l'une et l'autre peuvent tenir de leurs promesses, dans leur domaine, avec leurs moyens.

Quelles que puissent être, en effet, leurs ambitions, les médecines douces ne recouvrent qu'*un champ limité* de la pathologie : très large peut-être si on considère le nombre des malades éventuellement concernés, très étroit si on prend en compte les maladies qui relèveraient d'elles. Il n'y a pas de SAMU « doux » ou « parallèle ». Elles ne prétendent pas, sauf exception, maîtriser les affections graves auxquelles la médecine accorde, elle, sa prédilection : les accidents vasculaires (cérébraux ou cardiaques), les cancers, les maladies chirurgicales (ne fût-ce que les fractures), les grandes maladies mentales. Au mieux, elles se flattent parfois de prévenir ces maladies. On peut donc dire, sans excès, que même dans l'hypothèse qui leur serait la plus favorable, elles seraient bien en peine de prendre en charge, à elles seules, l'ensemble de la pathologie.

Cela ne diminuerait en rien leur intérêt si dans le domaine qui pourrait être le leur, et qui est, *grosso modo,* celui du médecin généraliste, et plus précisément des maladies dites fonctionnelles, elles résolvaient les problèmes qui s'y posent.

Nous ne leur ferons donc pas le procès d'avoir des limites mais seulement, parfois, de les oublier.

On ne peut pas davantage leur reprocher des *excès.* Certains médecins « autres » se sont dits capables de guérir la tuberculose, d'autres se sont vantés ou se vantent de guérir le cancer ou le SIDA. Nous n'en parlerons pas ici, sinon pour montrer, en passant, les mécanismes de la croyance, encore plus visibles dans ces cas que dans la pratique ordinaire des médecines douces.

Ces prétentions contredisent d'ailleurs une des raisons du succès des médecines douces. On sait bien, en général, que si on est atteint d'une maladie grave, c'est à la médecine « dure » qu'il faudra recourir. Mais on espère que, tant qu'on fera appel aux médecines douces, on n'aura que des maladies douces. C'est peut-être là une manière de conjurer le sort. Comme le tenancier du bar de *Quai des brumes,* qui, dans les pluies et les vents du port du Havre, clouait l'aiguille de son baromètre sur « beau fixe » et s'habillait de vêtements d'été et se coiffait d'un panama.

Il n'est pas question non plus de mettre en doute *la bonne foi* de ceux qui dispensent ces soins. Et encore moins de ceux qui y ont recours. Pour ces derniers, les malades, cela va de soi : on ne se trompe pas soi-même délibérément. Pour les premiers, les médecins — ou non-médecins —, cela va aussi de soi : la fréquentation de la souffrance interdit toute tricherie. Savoir qu'on trompe à longueur de temps des malheureux qui crient au secours serait sans aucun doute insupportable. Et s'il y a ici des escrocs qui n'éprouvent aucun trouble de conscience à exploiter la confiance qu'on leur fait, il n'y en a sûrement pas davantage que parmi ceux qui pratiquent la médecine : qui opèrent, par exemple, sans nécessité absolue, prescrivant par paresse des traitements agressifs ou des examens onéreux et dangereux. Mais même ceux-là, il est vrai, se trouvent des justifications et parviennent à se convaincre du bien-fondé de leur conduite. La tromperie délibérée est, pour qui pratique la médecine, presque inimaginable.

Ce n'est donc pas la bonne foi des médecins qui pratiquent les médecines douces qui est en question, mais la validité de leur foi et de la confiance que les patients leur accordent.

Le fait que, éventuellement, *l'intérêt* ne soit pas étranger à certaines vocations ne présente pas non plus d'intérêt. Pourquoi devient-on médecin? Et pourquoi spécialiste, sinon pour, à la fois, gagner de l'argent, avoir plus de pouvoir et une plus grande compétence? Cela est vrai de tous les spécialistes que, comme les spécialistes de médecines douces, l'on rencontre davantage dans les villes qu'à la campagne, et dans les beaux quartiers que dans les banlieues ouvrières. Et si elles ne sont pas reconnues officiellement comme spécialités, les médecines douces se réclament d'une formation spécialisée. Se tourner vers elles est peut-être un moyen de devenir « spécialiste » (d'éviter la difficile et peu flatteuse pratique de la médecine générale) sans passer par les concours. Pourquoi pas?

Ces médecins ne sont pas, non plus, *ignorants* ou incompétents. Le reproche selon lequel, ne pratiquant plus *la* médecine, ils ne seraient pas capables de déceler à temps des maladies graves, ou, les ayant soupçonnées, s'entêteraient à vouloir les guérir selon leurs propres lois, n'est sans doute pas toujours injustifié, mais il n'est pas, non plus, toujours justifié. Et, qu'il s'agisse de médecine ou de médecines douces, les erreurs sont sûrement partagées. Et même si on se trompait davantage ici que là, on pourrait toujours se dire que le risque ainsi encouru par quelques-uns est compensé par tous les examens et traitements dangereux, inutiles, onéreux, qui auront été épargnés à tant d'autres.

Il serait bon qu'en revanche on veuille bien nous épargner le sempiternel « mais *ce sont des médecins* qui les pratiquent ». Une médecine ne tire pas son crédit de qui la pratique mais de ses mérites propres. Et si, à l'examen, ces mérites sont discutables, on doit simplement en conclure que ce qui est en défaut, c'est la qualification médicale, c'est-à-dire la formation. Ce qui n'est pas une surprise. On sait bien, en effet, que cette formation souffre de deux défauts majeurs :

— sous prétexte qu'il faut tout savoir, ne jamais être pris au dépourvu, avoir réponse à tout, on informe beaucoup mais on forme peu. Pire : on déforme. On ne transmet pas un esprit critique (scientifique) mais le dogmatisme. On ne suscite pas la réflexion mais la peur et la recherche de certitudes ;

— en même temps, on enseigne mal ce dont le praticien a besoin pour prendre en charge la pathologie, et surtout les patients, de tous les jours.

La conséquence en est que cette formation ne combat pas mais favorise le succès des médecines douces :

— en créant une insatisfaction, un désarroi que le jeune médecin espère apaiser en se tournant vers elles ;

— en formant les esprits au besoin de croire en des vérités absolues et définitives, de telle sorte que, soit ils se tourneront vers les médecines douces, les plus propres à satisfaire ce besoin par la simplicité et l'unicité de leurs doctrines, soit ils resteront fidèles à la médecine, mais la pratiqueront alors de telle manière — non-respect du patient, désir d'omniscience et d'omnipotence — qu'ils en donneront une image « dure » et repousseront les patients effrayés vers ces médecines.

En suscitant un besoin qu'elle ne peut pas satisfaire, la formation médicale explique donc le succès des médecines douces, et la qualité de médecin, loin de garantir la validité de ces médecines, les rendrait plutôt suspectes.

Cela étant, les médecines « douces » n'ont, à part cette appellation commune, et le fait qu'elle n'appartiennent pas à *la* médecine, presque rien de commun entre elles. D'ailleurs elles s'excluent et se condamnent volontiers les unes les autres : leurs différentes doctrines et pratiques sont incompatibles. Une de mes patientes a certes été traitée par un médecin qui pratiquait en même temps la médecine « allopathe », l'acupuncture, l'ostéopathie, l'aromathérapie, l'homéopathie et les oligo-éléments — son ordonnance méritait le détour — mais, généralement, on est monothérapeute ou on n'associe que deux ou trois spécialités qui peuvent éventuellement s'accorder.

Comment alors choisir parmi les médecines douces celles qui méritent d'être discutées? En fonction du nombre des médecins qui les pratiquent et des patients qui leur accordent du crédit (certaines sont confidentielles), de leur cohérence, de leur activité supposée, de leurs dangers? On en dénombre, dit-on, un peu plus de soixante. Ne seront retenues ici que celles qui ont, d'une certaine manière, acquis droit de cité (une « légitimité sociale »), celles auxquelles on pense toujours quand on parle des médecines douces, et au sujet desquelles sont le plus souvent évoquées les idées qui font l'objet de ce livre. Mais même celles-là n'ont pas la même signification ni la même importance.

L'*usage des plantes,* de l'herboriste au phytothérapeute des quartiers chics, n'a, on s'en doute, rien de bien nouveau. On peut seulement s'étonner qu'on songe à réduire toute la thérapeutique à ce qui a toujours fait et fait encore aujourd'hui partie, mais partie seulement, de la médecine. Au lieu d'utiliser les plantes d'une manière artisanale et approximative, la médecine en a simplement discipliné l'usage en le codifiant rigoureusement. Nous verrons au chapitre « Nature » à quoi peut correspondre ce retour exclusif à un traitement que la médecine a toujours reconnu et pratiqué.

La *vertébrothérapie*, la chiropraxie, la médecine manuelle, l'ostéopathie et, pour une grande part de son activité, l'*acupuncture* généralement considérées comme des auxiliaires de la médecine (comme une kinésithérapie plus sophistiquée) ou comme des branches de la thérapeutique, sont généralement bien acceptées par les médecins avec, cependant, de la méfiance à l'égard des manipulations vertébrales, dans lesquelles il est bien difficile de déceler la moindre « douceur », et à condition qu'elles ne prétendent pas guérir, par de simples manœuvres, les maladies les plus variées.

L'auriculothérapie et l'*iridothérapie* méritent à peine qu'on les cite. On se sent déloyal : il serait vraiment trop facile de se servir d'elles pour ridiculiser l'ensemble des médecines douces. Comment peut-on imaginer que, sous prétexte que le pavillon de l'oreille ressemble vaguement à l'image d'un fœtus la tête en bas, on puisse, en agissant sur lui par piqûres, modifier les fonctions du corps, guérir les maladies, etc. Et qui peut sérieusement croire que l'iris (la partie colorée de l'œil) soit, lui aussi, une représentation symbolique du corps où s'inscriraient tous les troubles de l'organisme selon une cartographie d'ailleurs variable selon les iridopathes. De toute façon, leur importance est médiocre. Combien faudrait-il de patients et d'années pour établir une corrélation sérieuse entre des maladies bien répertoriées et les modifications éventuelles de l'iris ?

Il arrive que des patients ne se fassent soigner — ou ne se soignent eux-mêmes — que par les plantes, mais il est rare qu'on ne recoure, pour toutes les maladies, qu'à son ostéopathe, son acupuncteur ou son auriculothérapeute. On va les consulter dans certains cas, pour certains troubles qui passent pour relever de leurs compétences. Et d'ailleurs, ces disciplines ne se posent pas comme des rivales de la médecine et ne sont généralement pas considérées comme telles.

La seule médecine dite douce qui se prétende une médecine à part entière, se veuille concurrentielle, et à laquelle une partie de la population a recours en toute circonstance, est l'*homéopathie.* Elle est à la fois celle qui comporte le plus grand nombre de fidèles (médecins et patients), celle qui, avec ses instituts, ses industries et ses pharmacies, occupe socialement et financièrement la plus grande surface, et celle qui s'affirme, par sa théorie et sa pratique, comme égale — ou même supérieure — à la médecine et en compétition avec elle. Celle aussi dont la théorie est le plus en rupture avec la pensée médicale, de la manière la plus élaborée et la plus délibérée. L'homéopathie se veut une médecine au sens plein du mot et elle est incontestablement une médecine « autre ». Un chapitre sera donc particulièrement consacré à l'analyse de sa théorie et de ses résultats.

Une note personnelle

Comme tout médecin, j'ai, au début de ma carrière, été tourmenté par deux angoisses : celle de ne pas en savoir assez, de passer à côté d'une maladie grave, de ne pas faire à temps le geste salvateur, et celle qui naissait de mon impuissance en face d'un certain nombre de malades : ces « vrais » malades que la médecine hospitalo-universitaire considère comme des faux malades ou des non-malades.

Avec le temps, la première angoisse s'apaise un peu. Sans jamais disparaître. On apprend sur le tas que, Dieu merci, les maladies rares sont effectivement rares et on finit par se débrouiller plus ou moins bien avec les autres. Surtout dans une grande ville où le recours au spécialiste et à l'hôpital est aisé.

Pour faire face à l'autre angoisse, chaque médecin se construit un système avec des trucs de rencontre. Nous avons vu que la formation médicale accentuait cette angoisse et conduisait les uns à s'entêter dans une conduite très technique (le recours par exemple à un usage immodéré des examens pour se tranquilliser et à des médicaments, psychotropes en particulier, pour calmer leur propre angoisse plutôt que celle du patient), et les autres à se tourner de plus en plus vers les médecines douces.

Une curiosité ancienne, mais paresseuse, pour les cultures orientales — indiennes — aurait pu me conduire vers quelques-unes de ces pratiques. La paresse a décidément du bon. Est cependant restée l'idée qu'on pouvait agir sur l'esprit par l'intermédiaire de pratiques corporelles. La relaxation repose sur ce principe. J'ai donc lu *le Training autogène* de Schultz. Mais faute d'une formation autre que livresque, et probablement trop impatient, j'ai vite dérivé vers une pratique qui devait être très proche de l'hypnose. Il m'a semblé préférable de m'en écarter. On ne joue pas impunément — pour les autres — avec des instruments aussi mal contrôlables.

Parallèlement, j'ai rencontré, par hasard, un psychiatre que son esprit aventureux et bizarre avait conduit à faire un tour de France des guérisseurs. Il en était revenu déçu par la plupart d'entre eux, mais admiratif devant le « don » dont certains disposent. Ce petit homme, qui exerçait dans un hôpital périphérique où il traitait ses patients par le rire (oui ! et c'était très impressionnant) et par des méthodes qui s'apparentaient fort à l'hypnose, mais qu'il reliait, lui, à Pavlov (lire les leçons de Pavlov, traduites du russe par une Russe dans un français étrange, n'est pas une mince épreuve), m'avait appris une « réflexothérapie » que j'ai, un temps, pratiquée. Il suffisait de fabriquer, avec une gomme (à effacer) et quelques aiguilles, une espèce de brosse avec laquelle on tapotait la peau en regard de l'organe douloureux. Très souvent « ça marchait ». Mais je ne savais pas ce que je faisais, et mon mentor semblait bien en peine, même Pavlov à l'appui, de me l'expliquer.

J'ai fini par comprendre que tout se passait, à travers ces procédés, entre le patient et moi. S'en sont suivis les groupes Balint, puis une formation psychanalytique.

A ce propos — je répondrai plus loin à l'argument inévitable « comment pouvez-vous critiquer les médecines douces, vous qui " croyez " à la psychanalyse ? » —, je voudrais lever dès maintenant un malentendu. Que l'esprit agisse sur le corps (la psyché sur le soma), et vice versa, est une évidence qui ne peut échapper qu'à ceux qui ne veulent pas voir. Une simple émotion vous fait battre le cœur, vous tord les boyaux, vous coupe les jambes, l'hystérique mime les symptômes d'une vraie maladie, l'hypnose agit (on peut provoquer une vraie brûlure en suggérant à l'hypnotisé que la pièce de monnaie qu'on pose sur sa peau est brûlante). A l'inverse, une simple rage de dents fait qu'on n'est plus soi-même, une lésion du système nerveux, un médicament ou un simple verre d'alcool modifient nos sensations, nos sentiments et nos pensées.

Tout le monde sait et admet aussi que le temps qu'il fait, les rythmes solaires et lunaires, la société qui nous entoure, ses valeurs, ses croyances, notre histoire personnelle, nos rapports avec les autres ont une action sur nous, sur notre corps, sur notre psychisme. Nous ne sommes pas un corps coupé du monde et de notre esprit.

Le problème n'est pas de reconnaître ou de refuser ce réseau complexe d'interactions, mais de savoir ce qu'on en fait. Et, comme c'est essentiellement par notre esprit — ou notre système nerveux si on préfère — que nous entrons en relation avec le monde, le problème est de savoir ce que nous pouvons faire de cet ensemble esprit-corps auquel la médecine est confrontée.

On peut toujours se vanter de le considérer comme un tout indissociable ; mais on n'appréhende pas les phénomènes physiques et les manifestations psychiques ou extrasensorielles de la même manière. Leurs langages sont trop hétérogènes. Ayant de la peine à les considérer ensemble, en même temps, on peut être tenté de tout réduire à un des deux termes, à faire de toute affection l'expression corporelle d'un conflit psychique ou du cosmos, ou du psychisme l'émanation de réactions physico-chimiques du corps et en particulier du cerveau. Mais on peut aussi s'efforcer de tenir ensemble dans la pensée et dans la pratique ces objets séparés, en reconnaissant qu'ils sont dissociés, qu'on ne peut ni les appréhender ni les mobiliser de la même manière.

Si les médecines douces revendiquaient ouvertement une approche dite « psychosomatique » de la maladie, on pourrait déjà contester les détours théoriques et pratiques qu'elles prennent pour y parvenir. Mais si elles se réclament toujours d'une conception « totale », « globale », « holistique », celle-ci, en pratique, se réduit à une action purement physique (les aiguilles, les médicaments, les plantes, les manipulations). La référence implicite à une action sur le Tout monde-esprit-corps n'est que verbale. A aucun moment, en effet, la description que les médecines douces font des maladies et de leurs traitements ne prend en compte ce que nous pouvons savoir, percevoir, interpréter de la vie psychique du patient : ni son discours (pas seulement ce qu'il dit, mais comment il le dit, pourquoi, à qui, etc.), ni son histoire personnelle, ni sa vie actuelle. On a de la peine à concevoir une médecine « totale », etc. qui ne soit pas aussi, dans ce sens, « psychosomatique », et encore plus à croire que c'est en faisant intervenir dans leur discours le cosmos, les astres, les tempéraments, les forces de la nature et les « énergies » que les médecines douces parviendront à compenser cette absence du psychisme et de la relation personnelle, et pourront ainsi appréhender et soigner dans sa totalité la « personne » du patient.

Tout le monde aspire à une médecine qui prendrait en compte la totalité de la personne. Nous savons que la médecine s'y prête difficilement. Nous verrons que les médecines douces n'en sont que la caricature.

Enfin, je n'ai jamais pratiqué ni subi personnellement un traitement par les médecines douces. Je ne parle pas « par expérience », sinon celle que j'ai pu connaître à travers mes patients. Mais ce livre ne veut pas être le récit d'une expérimentation (qui, d'ailleurs, pourrait expérimenter toutes les médecines douces répertoriées ?), mais une réflexion sur un discours : celui qui est tenu par les serviteurs et les fidèles des médecines douces, et qui est répercuté par la rumeur publique et les médias. Et assumé par certaines autorités.

Seule cette vogue oblige à réagir contre des médecines qui, après tout, devraient ne regarder que ceux qui, usant de leur liberté, les choisissent. Mais assister à longueur de temps au succès grandissant de l'astrologie, de la voyance, des pouvoirs extrasensoriels, des magasins vendant des produits naturels et des magazines qui vous apprennent des « recettes » pour mieux vivre et ne plus mourir, au retour à la tradition contre le progrès, à la croyance contre la raison, au conservatisme contre la justice sociale, au nationalisme, à la xénophobie, à un moralisme religieux prenant prétexte d'une épidémie... et des médecines douces, on finit par en être exaspéré et inquiet.

Qu'on ne croie pas que je me livre ainsi à un amalgame scandaleux. Que (même si certaines médecines douces ont partie liée avec des sectes ou des mouvements d'extrême droite) ses fidèles se recrutent, plus qu'ailleurs peut-être, dans les milieux dits « intellectuels de gauche » et contestataires n'empêche rien. Les « idées » en question sont presque toutes, en effet, des idées de gauche, mais détournées de leur sens. L'engouement dont sont l'objet ces médecines — qui par elles-mêmes ne m'excitent guère — frapperait-il des milieux et des mouvements de pensée réactionnaires que tout serait clair. C'est ce détournement qui, justement, interdit qu'on se taise.

Les arguments

Les arguments en faveur des médecines douces sont de quatre ordres :

1. Ceux qu'elles-mêmes ou leurs partisans avancent.

• Elles sont efficaces. Le nombre et la convergence des témoignages en font foi. Elles « marchent ».

S'il semble qu'on ne puisse pas toujours expliquer leurs effets, c'est que :

- la raison a ses limites ;
- il faut faire appel à une « autre » raison ;
- la médecine officielle impose indûment sa loi, ses modes de pensée et ses critères.

• Elles ne sont jamais violentes ni dangereuses. (Elles sont « douces ».) Elles ne peuvent pas faire de mal.

• Elles sont moins onéreuses.

• Elles sont proches de la Nature.

2. Ceux qui sont soutenus par les personnes qui se défendent d'être contre.

• Pour un certain nombre de patients en tout cas, elles sont efficaces.

• Peu importe comment elles agissent (autrement dit : à la médecine de découvrir, quand elle le pourra, un mode d'action plus convaincant que les théories dont elles se réclament).

3. Ceux qui émanent de certains courants de pensée qui, sans être directement liés à elles, font leur jeu et font le jeu de toutes les croyances actuelles :

- les limites de la raison ;
- les vertus de la Nature ;
- le refus de la violence, de la « dureté » ;
- l'aspiration à la « pureté » ;
- la lutte contre les pouvoirs institutionnels.

4. Enfin — ce sont les arguments les plus forts — la dénonciation de la médecine : brutale, violente, antinaturelle, toxique, autoritaire.

Ces arguments ont dicté le plan de ce livre :

1. Un argument domine et commande en fait tous les autres : « ça marche ».

Si ça ne marche pas, tout le reste tombe.

Si « ça marche », la seule question serait de savoir comment. Ou de ne même pas s'en soucier.

Cela ne marcherait-il que dans certains cas, et indépendamment de tout fondement rationnel, qu'on devrait :

— se demander pourquoi il faudrait refuser une arme thérapeutique utile, fût-elle discutable ;

— et expliquer les cas où « ça marche ». Cela se réduit-il à l'effet « placebo » ?

Accessoirement, on discutera du coût.

2. Une médecine douce étant exemplaire de toutes les autres, tant par ses fondements « théoriques » que par ses prétentions à la scientificité : l'homéopathie, une étude particulière lui sera consacrée.

3. Seront examinées ensuite les notions qui viennent au secours des médecines douces : limites de la raison, douceur, autonomie du patient, respect de la Nature, etc.

4. Enfin, il faudra montrer que ce qui fait le succès des médecines douces (la chute dans la croyance, la démission de la raison, le détournement d'idées justes) triomphe aussi ailleurs, en politique, par exemple, et justifie qu'on le combatte.

Cette discussion — que le lecteur en soit averti — n'ira pas sans mal.

Les « révisionnistes » montrent, dans leur négation des chambres à gaz et de l'extermination, la même maniaquerie délirante que celle dont faisaient preuve les nazis. On peut souvent observer, dans des cas moins monstrueux, cette contamination de la pensée et du langage par leur objet (la langue des commentateurs sportifs est musclée, celle des critiques dramatiques volontiers théâtrale, etc.).

Or, il se trouve que les médecines douces offrent à qui les étudie un mélange assez particulier de croyances fortes et de pensées molles. Tantôt on se heurte à des résistances opaques, entêtées, et, désespérant d'être entendu, on est tenté d'élever la voix ; tantôt on s'enfonce dans un verbalisme si inconsistant et répétitif qu'on en perd la voix. On risque donc constamment ou bien d'être polémique ou bien d'énoncer des évidences.

Le seul moyen d'échapper, au moins en partie, à ces dangers, ne peut donc être qu'une discussion patiente et méthodique. Mais on peut tomber dans la ratiocination, et l'ennui guette. Que le lecteur me pardonne de n'avoir peut-être pas su éviter tous ces écueils. La faute en est aux médecines douces qui nous obligent, en outre, si on veut s'attaquer à l'idéologie qui les soutient et qu'elles alimentent, à aborder en toute simplicité des sujets comme la raison, la nature, la violence, la croyance, le corps, le symbolisme, la pureté, etc., ce qui est bien présomptueux.

Chaque mot, à peine écrit, chaque idée, à peine avancée, fait aussitôt se lever les fantômes terrorisants de tous les savants et philosophes qui de A (Aristote) à Z (Zaraï Rika) en ont déjà traité. Mais il fallait bien les braver et utiliser ces notions pour dire — et il faut le dire — que les médecines douces défient la raison, inventent une nature à leur convenance, sollicitent la croyance, exploitent l'aspiration à la pureté, ne jouent que de signes, ne pensent que par analogie et sacralisent le corps.

Et, pour finir, il n'est pas possible d'avancer sans que se dressent à chaque pas les « et pourtant... », les « peut-être, mais... » des croyants et des sceptiques. Rien, on le sait bien, ne peut ébranler les uns, et les autres se font un plaisir de ne se rendre à aucune raison. Une catégorie de sceptiques a, en effet, fait son apparition, pour qui tout se vaut, pour qui, d'être *à la fois* vrai et faux, tout est *également* vrai et faux.

I

LES BASES

Une notion clé : « ça marche »

> SGANARELLE, *déguisé en médecin :* Cinq ou six paysans et paysannes, en me voyant passer, me sont venus demander mon avis sur différentes maladies.
> DOM JUAN : Tu leur as répondu que tu n'y entendais rien ?
> SGANARELLE : Moi ? Point du tout. J'ai voulu soutenir l'honneur de mon habit : j'ai raisonné sur le mal, et leur ai fait des ordonnances à chacun.
> DOM JUAN : Et quels remèdes encore leur as-tu ordonnés ?
> SGANARELLE : Ma foi ! Monsieur, j'en ai pris par où j'en ai pu attraper : j'ai fait mes ordonnances à l'aventure, et ce serait une chose plaisante si les malades guérissaient et qu'on m'en vînt remercier.
> DOM JUAN : Et pourquoi non ? Pour quelles raisons n'aurais-tu pas les mêmes privilèges qu'ont tous les autres médecins ? Ils n'ont pas plus de part que toi aux guérisons des malades et tout leur art est pure grimace. Ils ne font rien que recevoir la gloire des heureux succès, et tu peux profiter comme eux du bonheur du malade, et voir attribuer à tes remèdes tout ce qui peut venir des faveurs du hasard et des forces de la nature.
>
> *Dom Juan,* acte III, scène 1.

La médecine — la maladie et son traitement — relève-t-elle de la raison et de la science ? Ce problème (qui sera traité plus longuement à propos des usages de la raison) peut sembler sans objet. En effet, contrairement aux médecines traditionnelles, religieuses ou magiques, et se revendiquant comme telles, les médecines douces se veulent et se proclament scientifiques et rationnelles.

Mais le sont-elles vraiment ? Obéissent-elles vraiment aux exigences de l'esprit scientifique ? C'est-à-dire au mode de pensée qui ne tient pour vrai, dans le domaine qui est le sien, que ce qui a une cohérence rationnelle et/ou qui est établi par une preuve. Qui, à la rigueur, tient pour vraisemblable ce qui est cohérent et dont la preuve ne peut pas encore être apportée mais pourra probablement l'être ultérieurement. Qui peut reconnaître la réalité d'un fait même s'il n'est pas en mesure, pour le moment, de l'expliquer. Mais qui refuse comme ne relevant pas de la science, ou comme faux, ce qui à la fois n'est que supposé, contredit la raison et refuse la preuve, ce qui, donc, ne peut être contesté ni par l'évidence, ni au nom de la logique, ni par manque de preuve. Ce qui est, en somme, « irréfutable ».

Toute croyance est irréfutable : c'est ce qui la définit comme croyance. Les affirmations scientifiques sont toujours, elles, réfutables. Ce qui caractérise les médecines douces, c'est qu'elles tiennent un discours en apparence réfutable (elles revendiquent la cohérence de leur vérité et la possibilité de la preuve), alors qu'elles se dispensent de toute preuve scientifiquement définie et que la cohérence de leur discours se réfère constamment à des vérités révélées et irréfutables. (Elles dénoncent d'ailleurs volontiers une science médicale qui ose asseoir son autorité sur des vérités provisoires et partielles et refuser les vérités absolues qu'elles nous offrent.)

Les médecines douces jouent donc double jeu. Mais puisqu'elles se veulent et se disent scientifiques, rien ne peut nous interdire de les examiner en leur appliquant les critères de la science et de la raison. De les prendre au mot — au piège pourrait-on dire. Et de montrer qu'elles sont ou ne sont pas ce qu'elles prétendent.

Reste à savoir si la médecine relève de la science, et si elle est, si elle peut être, une science. Dire qu'elle n'en est pas une, comme on le dit si souvent, ne signifie pas qu'elle soit, comme on se plaît aussi à le dire, un « art », mais seulement qu'elle n'est pas un savoir achevé et définitif. Et aussi, qu'elle n'est sans doute pas, dans sa pratique quotidienne, d'une rigueur scientifique absolue. Cela n'empêche pas qu'elle soit une science dans son ambition, dans sa démarche et dans son principe. Elle est comme toutes les sciences : y a-t-il une science qui sache tout de son objet et qui aille d'un seul mouvement ?

On pourrait sans doute soutenir que la maladie peut être comprise et traitée à partir d'une représentation religieuse du monde, à l'aide de procédés magiques, en recourant à un savoir intuitif accumulé au cours des siècles. A ces médecines-là — il en sera question plus loin —, nous n'avons rien à redire. Les médecines douces — ou leurs partisans — s'en réclament, mais elles n'ont, nous le verrons, rien de commun avec elles.

C'est donc en reconnaissant, avec elles, la validité en médecine des exigences de l'esprit scientifique, critique, qu'on peut maintenant aborder le « ça marche ».

Quoi qu'on puisse dire des médecines douces, de la faiblesse, sinon du ridicule de leurs fondements théoriques, on se heurte, en effet, inévitablement, à cet argument « incontournable » : « ça marche ». On ne peut donc pas avancer d'un pas sans avoir précisé le sens de ce « ça marche », sans avoir défini ce qui établit, en toute rigueur, l'efficacité d'un traitement.

Un jour que je m'étonnais auprès d'un confrère du succès persistant des médecins qui, à l'aide de régimes douteux et de traitements malhonnêtes (mêlant dans des formules d'apparence homéopathique, et sans le dire, des médicaments très agressifs comme des extraits thyroïdiens, des diurétiques, des anorexigènes proches des amphétamines), sont censés faire maigrir les obèses, et que je lui demandais surtout pourquoi, malgré la fréquence de leurs échecs à court terme et surtout à long terme, ils continuaient à jouir d'une clientèle nombreuse, ce confrère me répéta ce qu'avec cynisme un de ces amaigrisseurs lui avait expliqué : « Si je fais maigrir, à n'importe quel prix, une obèse sur cinq, et même si ce succès n'est que passager, cette patiente m'enverra au moins cinq autres patientes. Et elle reviendra quand elle aura repris du poids. Les quatre autres se tairont. Elles ont honte d'avoir échoué et prennent la faute sur elles. Dans cette hypothèse, ma clientèle est constante. Si j'en fais maigrir deux sur cinq ou si celle qui est satisfaite m'en adresse dix et non pas cinq, ma clientèle croît. Ce qu'elle fait sans cesse. Le prix n'est pas un barrage, au contraire. Devrais-je renoncer à satisfaire toutes ces malheureuses ? »

Quand un patient qui a recours aux médecines douces en tire un bénéfice, il devient, presque à tout coup, prosélyte. A-t-on jamais entendu, au contraire, où que ce soit, quelqu'un se plaindre de ces médecines, décrire leurs échecs, se moquer d'elles ? On ne se flatte pas d'avoir perdu au casino. On a tenté sa chance ; tant pis si elle n'a pas souri. On ne peut s'en prendre qu'à soi.

Quand on consulte un spécialiste des médecines douces, on ne l'enferme dans aucune obligation. Le médecin est au contraire tenu, lui, y compris par la loi, sinon de guérir, du moins de mettre au service du patient tout ce que la science met à sa disposition. (C'est ce qu'on appelle l'obligation de moyens sinon de fin.) S'il commet une erreur, il sera impardonnable. Guérit-il que cela va de soi : c'était inclus dans le contrat. On ne lui en a, sauf cas d'exception, aucune obligation ni gratitude.

Ainsi, d'un côté, seuls les succès sont retenus, et ils sont proclamés haut et fort, et, de l'autre, ne sont enregistrés et répercutés que les échecs, les brutalités et les incompréhensions. Si les médecines douces ont l'air de « marcher » si souvent, c'est tout bonnement qu'on ne parle d'elles que quand « ça marche ». La publicité va toujours dans le même sens.

Il arrive bien sûr qu'on fasse de la publicité pour « son » gynéco, son dermato (plus rarement son cardiologue et plus rarement encore son psy). Mais on ne fait alors l'éloge que du médecin, pas de la médecine. Ses mérites à elle vont d'eux-mêmes. Il est de règle, au contraire, de refiler avec insistance le nom et l'adresse de celui qui a fait d'une seule manœuvre disparaître une douleur, qui a guéri un eczéma rebelle, qui a redonné le goût de vivre ou le sommeil avec quelques pilules et gouttes ou avec des aiguilles. Et on ne vante pas seulement alors le praticien, mais aussi l'acupuncture, l'homéopathie, l'ostéopathie.

Cela va encore plus loin. D'une douleur, reste-t-il quelque chose ? Aux uns on dira « ce n'est rien à côté de ce que c'était », mais auprès du médecin on récriminera « ça va mieux mais ce n'est pas fini ». Qu'un chirurgien qui vous a sauvé la vie laisse une vilaine cicatrice, et on lui en tiendra rigueur. Et on sait qu'un médecin traîné en justice se retrouve bien seul, tandis qu'un guérisseur peut mobiliser immédiatement une cohorte de miraculés qui viennent témoigner des exploits qu'il a accomplis.

Et quand on parle de guérison, encore faut-il savoir de quoi, le plus souvent, on parle.

Mme G. est une femme de tête qui a les pieds sur terre. En général, on ne la lui fait pas, et sa famille en sait quelque chose. Je la connais depuis longtemps. C'est une patiente difficile — elle déteste les médicaments —, mais aimable et fidèle. Elle me fait un jour savoir par sa fille qu'elle me trahit provisoirement en faveur d'un homéopathe, pour soigner une affection que je n'ai pas su guérir. Je consulte la fiche : l'affection en question se manifeste rarement, elle est bénigne et disparaît rapidement avec un traitement banal et anodin.

Quand elle revient tout de même me consulter, elle se croit obligée de s'excuser. Je la rassure : pourvu que « ça marche... » ! Elle suit le traitement homéopathique depuis trois mois. Je lui demande en combien de temps ce traitement a fait son office. Elle m'apprend alors que ce n'est pas une crise mais la crainte d'une récidive qui l'a fait, sur le conseil d'une amie, demander l'aide de l'homéopathe. Et effectivement, « ça n'est pas revenu depuis que je fais le traitement ». C'est-à-dire depuis trois mois. Il arrivait que ses « crises » soient espacées par de bien plus longs intervalles. « Maintenant je crois que je suis tranquille pour de bon. » Je m'inquiète du traitement en question. Elle, qui rechigne devant la prise de trois comprimés par jour, a absorbé pendant trois mois, savamment répartis dans la journée, dans la semaine, dans le mois, des produits dont elle ne sait strictement rien, alors que tout ce que je lui prescris exige des explications (que je lui donne volontiers).

En 1940, quelqu'un avait été décoré pour « avoir héroïquement défendu un poste qui aurait pu être attaqué par l'ennemi » ! Encore, dans la débandade générale, cette citation n'était-elle pas aussi ridicule qu'il peut sembler.

La foi ne sauve pas de tout, mais elle est ici massive. Ayant eu un jour à débattre publiquement avec un homéopathe, pour qui j'avais décidé d'avoir des égards parce qu'il avait aidé une amie atteinte d'une maladie que la médecine soigne mal, je fus stupéfait par le comportement du public. D'avoir dit, sans malice, qu'il n'y avait pas de SAMU homéopathique me valut des mouvements très hostiles. Ayant ajouté que, c'est vrai, il n'y avait pas non plus de suicides par l'homéopathie, je fus gratifié d'une salve d'applaudissements. Je me suis d'autant moins pardonné cette petite lâcheté, que, abusant de ma bienveillance et obéissant à l'éloquence intarissable et très particulière des zélateurs des médecines douces, mon excellent confrère ne me laissait pas placer un mot et que, de plus, renseignements pris, son intervention auprès de l'amie avait été totalement inefficace. Curieusement, elle ne me l'avait pas dit.

En médecine, où le climat est moins passionnel, et où, surtout, tout ne va pas toujours dans le même sens, on ne peut pas, en principe, dire qu'un traitement « marche » sous le seul prétexte que des patients, même très nombreux, s'en déclarent satisfaits.

On peut certes refuser à la médecine « institutionnelle » le droit d'exiger des autres une rigueur qui n'est pas la sienne. Une foule de médicaments seraient utilisés, et des interventions pratiquées sans avoir jamais fait la preuve de leur efficacité. Mettre la médecine en face de ses propres exigences est on ne peut plus légitime. Mais laisser entendre que les défaillances de la médecine dispenseraient les autres de se soumettre à une expérimentation rigoureuse est tout de même un curieux argument. Qu'un juge l'applique mal ne disqualifie pas la loi.

Cela étant, il est bien vrai que les médecins prescrivent des médicaments ou des traitements dont l'efficacité est plus que douteuse et dont, parfois, ils doutent eux-mêmes — ou dont ils disent, eux aussi, que « ça marche ». On a consommé ainsi des tonnes de calcium et, plus récemment, des tonnes de magnésium. En attendant une nouvelle mode. Que cela ne soit pas une démarche scientifique doit seulement inciter la médecine à observer une plus grande et constante vigilance, à être plus scientifique — ce que, chaque jour davantage, elle s'efforce de faire — mais sûrement pas nous conduire à accorder une quelconque bénédiction à l'absence de toute expérimentation.

Et c'est en raison de cette propension générale, y compris en médecine, à affirmer sans preuve, que l'expérimentation d'une thérapeutique passe, si elle veut être rigoureuse, par la méthode assez récente de *l'expérimentation dite « en double aveugle » ou « à double insu »* (traductions discutées de l'anglais *double blind*). Mieux vaut peut-être rappeler en quoi consiste cette méthode.

Soit un médicament X, censé agir, par exemple, sur une infection microbienne. On l'a testé *in vitro,* en mettant en présence au laboratoire la molécule X et les microbes qu'elle est supposée combattre. Si cet essai est concluant, on expérimente X sur l'animal. Ensuite, et ensuite seulement, on procède à l'expérimentation humaine. A ce moment, intervient le double aveugle.

On constitue un groupe de malades (statistiquement satisfaisant par le nombre et les caractéristiques : âge, état de santé, affections en cours, etc.), on divise ce groupe en deux ou trois lots aussi semblables que possible (autant de femmes ou de personnes âgées, ou d'alcooliques, etc., dans chaque groupe).

Quand on veut simplement expérimenter X, on peut se contenter de deux lots. A l'un on prescrit X, et à l'autre une substance inerte, appelée *placebo.* (N'importe quoi pourvu que ça n'ait aucun effet : du sucre, de la mie de pain, etc.) La présentation des deux produits est strictement identique. Comme on peut craindre que le médecin prescripteur ne distribue pas avec la même conviction le placebo et le produit X, et que, par conséquent, il suggère des réactions positives ou négatives au patient, on doit le maintenir lui aussi dans l'ignorance de ce qu'il prescrit. L'expérimentation se fera donc à l'insu du patient et au sien à la fois (double insu).

Si on veut, en outre, comparer l'effet de X à celui d'un médicament Y très connu et pris comme référence, on peut faire soit deux lots de malades : X et Y, soit trois : X, Y et placebo.

La solution X et Y a l'avantage d'éluder, en partie, le problème moral que pose toute expérimentation, même la plus banale : les lots traités par le placebo et, éventuellement, par le produit testé, ne bénéficient pas d'un traitement qui a fait ses preuves et dont il a besoin.

On ne déclare X actif que si le nombre de patients améliorés par lui (subjectivement et objectivement) est significativement plus élevé que celui des patients améliorés par le placebo. Il n'y a jamais 100 % de bons résultats, même pour le meilleur médicament, et jamais 0 % pour le placebo, même dans les affections où la part psychique semble la plus faible et où l'action de la suggestion pourrait donc être supposée nulle. Si, par exemple, X obtient 65 % de bons résultats, et le placebo 35 %, on est en droit de considérer que l'action de X a été expérimentalement établie.

De cette expérimentation en double aveugle, on peut au moins tirer deux conclusions :

1. Il n'est pas facile d'établir scientifiquement qu'un traitement « marche ». Il est un peu plus facile de démontrer qu'il est sans intérêt ou que ses effets secondaires dépassent les effets positifs qu'on attend.

2. Il y a toujours un effet positif — et des effets secondaires — même quand il s'agit d'un produit inactif, le placebo.

On le sait bien puisque toutes les médecines ont, depuis toujours et partout, « marché ». Qu'il y ait une médecine quelque part, de quelque nature qu'elle soit, suppose qu'elle « marche ». Autrement, elle disparaîtrait. Or on sait bien que des médecines ont régné souverainement (celle que Molière combattait, ou celle qui se réduisait à des saignées dont on a dit qu'elles avaient fait couler plus de sang que toutes les guerres napoléoniennes) qui nous paraissent aujourd'hui le comble du ridicule et de l'absurdité. Si les guérisseurs ne « guérissaient » pas, il n'y aurait plus de guérisseurs. Qui peut prétendre que tous les guérisseurs guérissent ?

On sait aussi que n'importe quoi peut marcher pourvu qu'on y croie. Et cesse de marcher quand on n'y croit plus. Le traitement de la spasmophilie « marche » entre les mains de ceux qui sont convaincus de résoudre ainsi tous les problèmes « nerveux » de leurs patients, et n'a plus aucune action si celui qui le prescrit n'en est pas convaincu du tout. On parvient même à annuler ou à limiter l'effet d'une drogue en la prescrivant avec un scepticisme affiché. Il est difficile de décrire des effets secondaires « possibles » sans les voir surgir aussitôt.

Que n'importe quoi marche, ou passe pour marcher, à condition qu'on mobilise la crédulité des gens, on en a eu, il n'y a pas si longtemps, un exemple spectaculaire.

Des chirurgiens philippins se flattaient d'extraire des tumeurs malignes sans aucune effraction de la peau, sans se servir d'aucun autre instrument que leurs mains, sans provoquer aucune douleur. C'était, au sens propre du mot, « incroyable ». En face de quelqu'un qui se fait fort de couper une femme en deux puis de recoller les morceaux ou d'extraire un objet d'une boîte hermétiquement close sans l'ouvrir, on pense qu'il y a un truc, que la femme n'est pas *vraiment* partagée en deux, que l'objet n'est pas *vraiment* extrait de la boîte, mais que toute l'habileté de l'opérateur est de nous le faire croire et voir.

Pas ici ! Ceux qui osèrent émettre des doutes et même affirmer que l'ablation des tumeurs ne pouvait pas être réelle s'attirèrent les foudres habituelles — rationalisme borné, etc. Et puis la télévision vint, filma, montra le subterfuge (d'une extrême grossièreté d'ailleurs). Et que croit-on qu'il arriva ? Que les crédules firent amende honorable ? Pas du tout : cela *aurait pu* être vrai ! Que les chirurgiens fermèrent boutique ?

Des charters continuent à leur apporter, aujourd'hui encore, leurs chargements de dupes. Lourdes et la chirurgie associées, qui dit mieux ?

Cela ne prouve pas que l'action des médecines douces se réduise à un effet placebo. Mais cela relativise au moins le sacro-saint : « ça marche ».

Ce n'est donc pas pour rien, pour son seul plaisir, que la médecine s'impose unc aussi difficile procédure que celle du double insu. Il est, autrement, impossible de dire sérieusement qu'un traitement « marche ».

Il n'y a pas, bien sûr, un tout et un rien de la rigueur. Il n'y a pas toujours, d'un côté, une garantie absolue apportée par une expérimentation rigoureuse et, de l'autre, de vulgaires impostures comme celles des chirurgiens philippins. Il arrive, par exemple, qu'un médicament bien expérimenté se révèle, à l'usage, d'un intérêt médiocre, ou montre des dangers non prévus, et qu'il soit retiré de la circulation (ce qui est, déjà, une preuve de rigueur).

Pendant longtemps, la médecine s'est contentée, pour utiliser certaines drogues, *du consensus de l'expérience*. Ellc considérait que l'usage quotidien par des milliers de médecins à travers le monde, sur des millions de patients, pendant des dizaines d'années, suffisait pour garantir que la digitaline ralentissait le rythme cardiaque, que la codéine calmait la toux et que l'aspirine apaisait la douleur et faisait baisser la fièvre. C'est à cet argument que font aussi appel les médecines douces : depuis deux siècles qu'on prescrit les médicaments homéopathiques, et depuis des millénaires qu'on utilise l'acupuncture, elles ont fait leurs preuves. On ne peut pas, pendant si longtemps, et sur tant de malades, se tromper. Pour des thérapeutiques anciennes — en médecine ou ailleurs —, l'usage et le consensus font donc le droit.

Mais le consensus — tellement à la mode — fondé sur l'usage n'est pas tout à fait le même pour la médecine et pour les médecines douces.

Un nombre considérable de médicaments dont on croyait l'utilité établie ont disparu de la médecine. Il suffisait d'y regarder d'un peu plus près pour s'apercevoir que leur intérêt était médiocre ou nul. Même des médicaments actifs disparaissent au profit de concurrents plus efficaces et plus maniables. On a appris à se méfier de la codéine, on corrige l'aspirine, on ne se contente plus de la seule digitaline. On ne met pas sur le même plan la camomille et les antibiotiques, le guérisseur et le chirurgien. Le traitement de l'œdème aigu du poumon ou celui de l'infarctus n'ont plus rien de commun avec ce qu'il était il y a une trentaine d'années. Il n'y a jamais en médecine un consensus total et définitif. A peine un traitement est-il adopté que des médecins le remettent en question.

La multiplicité et le sérieux des expériences menées à travers le monde, l'usage systématique de l'esprit critique, le nombre considérable des patients et des médecins, la mobilité des certitudes font que le consensus médical, bien que relativement fiable, reste en mouvement et n'est pas figé. Il y a bien, ici et là, des modes tenaces et sans fondement, mais leurs effets sont restreints et tout compte fait négligeables. Si la médecine est dangereuse, c'est en raison de l'usage qu'elle fait parfois de son savoir, pas à cause du manque de sérieux de ce savoir.

Le consensus dont bénéficient les médecines douces est d'un autre ordre. On croit une fois pour toutes. Et l'argument selon lequel ce qui est vrai depuis des siècles ou des millénaires est éternellement vrai est à double tranchant. Comment est-il possible que cette vérité ne soit en rien ébranlée par tout ce que la science médicale a pu accumuler de connaissances sur la maladie, le corps, sa structure, ses fonctions, etc. ? Sinon une vérité religieuse (et encore les religions doivent-elles s'adapter), quelle vérité peut rester imperturbablement la même à travers le temps ?

En outre, le champ du consensus est ici étroit. Combien de patients ont été soignés par combien d'homéopathes depuis deux siècles ? Étant donné le caractère récent de la vogue homéopathique, on peut sans trop d'audace estimer que leur nombre n'est pas comparable à celui qui fonde le consensus médical.

Quand un patient dit d'un traitement qu'il « marche », ce n'est, pour la médecine, qu'un des éléments qui lui permettent de juger ce traitement. Pour les médecines douces, c'est le seul. Et, on l'a vu, ne sont pratiquement retenues que les opinions favorables. Le consensus n'est plus alors que celui des satisfaits.

Et quand des malades espèrent être guéris en envoyant une mèche de cheveux à un guérisseur, quand d'autres affirment avoir découvert la fragilité de leur pancréas grâce à un pendule et avoir retrouvé le sommeil grâce à une modification de l'orientation de leur lit, quand l'astrologie et la voyance triomphent, on est obligé de se dire qu'on peut croire à n'importe quoi. Et comme n'importe quoi peut marcher pourvu qu'on y croie, « ça marche » ne prouve ni l'action du traitement ni le sérieux du savoir qui le fonde.

Pour pouvoir proclamer qu'un traitement « marche », il faudrait donc :

— Faire autant que possible la preuve expérimentale de son efficacité objective.

— Éventuellement en accepter une évaluation consensuelle mais à plusieurs conditions :

- qu'on ne retienne pas seulement les opinions subjectives et favorables ;
- qu'elle se fasse dans un climat où la passion et l'intolérance ne sont pas massivement présentes ;

- qu'on s'efforce au moins de dissocier l'effet de la suggestion de celui qu'on peut rapporter aux effets propres du traitement (ce que fait l'expérimentation à double insu) et qu'on assume alors cette part de suggestion ;
- que l'action évaluée se réfère à un savoir et à un raisonnement assez cohérent pour que, à défaut de preuve, la probabilité — soumise de toute façon à vérification — soit forte.

Du traitement de l'angine streptococcique par une pénicilline, on peut dire sans hésitation qu'il marche : c'est un traitement logique — on connaît le microbe causal et sa sensibilité à l'antibiotique —, et la preuve expérimentale a été faite, contradictoirement, de son action. Quand, au contraire, on se heurte à la fois à un préjugé favorable, à un besoin de croire, à une sélection des témoignages, à une doctrine contestable ou farfelue, et à une expérimentation nulle, quand seul un agglomérat de subjectivité, de rumeur, d'intimidation et de prosélytisme établit que « ça marche », il faudrait être dépourvu de tout esprit critique pour s'en contenter.

Et le nombre, d'ailleurs limité ici, n'y fait rien. Que des milliards de personnes croient en tel Dieu ne prouve pas l'existence de ce Dieu, ni que le Bouddha, le Christ, Moïse ou Mahomet aient, chacun contre les autres ou tous à la fois, raison.

On peut, sur quelques dizaines de personnes, faire la preuve expérimentale qu'une thérapeutique est efficace. (Il le faut bien quand la maladie traitée est rare.) On peut appliquer à des centaines de milliers de personnes un traitement qui, à l'examen, se révélera d'une efficacité nulle.

Et on ne peut pas confondre un *ensemble* d'une grande cohésion, comme une religion par exemple, qui fonde sinon une vérité, du moins la force et l'homogénéité de la croyance commune, et une *série* discontinue de convictions subjectives et limitées, juxtaposées, qui n'exprime ni une vérité ni une unité cohérente de sentiments. Le besoin de croire en Dieu et les conditions historiques qui conduisent à croire en tel Dieu n'ont rien à voir avec la foi qu'on accorde, par accident, à telle ou telle médecine douce.

Mais on ne se débarrasse pas aussi facilement de l'argument « ça marche ». C'est un argument à tiroirs.

L'action des médecines douces est douteuse ? On ne peut ni en faire la preuve objective ni comprendre comment ça marche ? Qu'importe ! Même si ça ne marche pas toujours, sans qu'on sache comment ni pourquoi, et seulement sur ceux qui y croient (et la croyance peut prendre de curieux détours, y compris un scepticisme affiché : « Je me suis laissé entraîner malgré moi chez une voyante »), cela n'empêche pas que ça marche dans ces cas, et que ce n'est pas négligeable. Pourquoi se priverait-on de quelque chose qui marche, même rarement et même obscurément ?

Il faut donc non seulement expliquer pourquoi on doit refuser ces traitements, mais aussi, pour justifier ce refus, esquisser des explications sur la manière dont ça marche quand ça marche.

Il est assez étrange que l'*effet placebo* soit toujours invoqué, mais tantôt à charge et tantôt à décharge. « Ça n'est qu'un effet placebo, donc ça ne compte pas », ou bien : « On ne peut pas plus nier l'action des médecines douces qu'on ne peut nier l'effet placebo. Ne se réduirait-elle qu'à cela que ce ne serait déjà pas si mal. »

Sorti de son contexte expérimental, l'effet placebo n'a plus grand sens. Il vaudrait donc mieux parler de *suggestion* dont l'effet placebo n'est qu'un exemple très précis, se manifestant dans des conditions bien définies. On ne peut parler de placebo ni pour l'hypnose ni pour l'imposition des mains, etc.

Mais la suggestion elle-même n'est qu'un mot qui décrit mais n'explique pas la séquence : action extérieure → psychisme → corps. La suggestion fait donc partie de ces faits dont la science doit reconnaître — et reconnaît — l'existence, même quand elle est incapable de les expliquer ou quand elle ne peut élaborer, pour les comprendre, que des hypothèses fragiles.

En tout cas, quoi qu'on en dise, la médecine ne les ignore pas. On sait qu'on peut guérir des verrues par la seule suggestion. A Saint-Louis, un vase chinois (acheté dans les grands magasins) était doué d'un pouvoir spécial : il suffisait d'y plonger le bras pour que les verrues disparaissent. J'ai guéri sur moi, sans y croire, deux verrues en leur répétant, trois ou quatre soirs de suite, avant de m'endormir, quinze fois exactement : « Va-t'en, sale bête ! » Des médecins recommandent l'application, à 8 heures, 12 heures et 20 heures exactement, d'une goutte de mercurochrome ; à 8 h 5, 12 h 5 et 20 h 5, d'une goutte de bleu de méthylène ; à 8 h 10, 12 h 10 et 20 h 10, d'une goutte de violet de gentiane. Et ces colorants n'ont, bien sûr, aucune action propre sur les verrues.

On affirme que des « porteurs », qui vous prennent sur leur dos pendant quelques dizaines de mètres, ont « pris » la maladie sur eux, en vous en débarrassant. Ça marcherait bien sur le zona. Et tout ça « marche » incontestablement, sans qu'on puisse sérieusement prêter au vase chinois, à mes injonctions, aux colorants ou au portage, la moindre action propre.

On sait aussi que l'hystérique est capable de ne plus voir, de ne plus pouvoir marcher ou se servir de son bras, de ne plus uriner, etc., sans que cela corresponde à la moindre maladie « vraie » (organique). On peut suggérer sous hypnose les mêmes troubles et bien d'autres. On soigne à longueur de temps des maladies psychosomatiques (ulcère, recto-colite, asthme, etc.) dont on pense qu'elles ne sont que la traduction physique de conflits psychiques.

La médecine ne sait pas très bien comment la suggestion agit, mais elle en reconnaît l'existence et les effets ; elle ne les nie pas (comment le pourrait-elle ?). Et on sait bien que tout acte médical comporte une part de suggestion. Mais cela suffit-il pour en systématiser l'usage et pour qu'on réduise l'action médicale à un phénomène aussi inconstant et aussi peu fiable ? La médecine ne sait généralement pas, c'est vrai, se débrouiller avec cette part de son action, et elle répugne manifestement à s'en servir. Cela peut-il être retenu contre elle, et en faveur des médecines douces ? Et quand on constate que, à peine écartées, les croyances reviennent au galop et infiltrent sournoisement l'action qui se voudrait la plus objective, doit-on s'en réjouir, ou rester vigilant ?

Une part de croyance est probablement inévitable chez le patient, et chez le médecin, même quand il se veut très scientifique. Mais, à vrai dire, ce qui est ici en jeu, ce n'est pas, à proprement parler, la « croyance » : on ne peut pas appeler ainsi la réceptivité à la suggestion qui fait qu'un ordre, une représentation, une manœuvre physique se traduisent par des phénomènes corporels et mentaux sans même qu'ils s'accompagnent d'une adhésion intellectuelle ou affective. La croyance explique sans doute, en partie, le succès des médecines douces dans l'opinion, elle accentue peut-être les effets thérapeutiques de la suggestion, mais elle n'explique pas les succès thérapeutiques supposés des médecines douces.

On peut donc seulement dire que les effets d'un traitement, quand ils existent et ne peuvent pas, en toute rigueur, être imputés à son action propre, relèvent de la suggestion.

Dire que la suggestion ne se réduit pas à l'effet placebo, qu'elle ne suppose pas forcément la croyance et qu'elle explique partiellement l'action des médecines douces n'est pas très satisfaisant, c'est évident. Mais, du moins, le problème est-il posé plus clairement · ou bien les médecines douces ont un effet propre, ou bien elles relèvent de ce phénomène connu mais obscur qu'on appelle suggestion.

Mais alors, pourquoi ne pas exploiter cette action, quel qu'en soit le support (médecine douce, hypnose, etc.)? D'autant plus que « si ça ne fait pas de bien, *ça ne fait pas de mal* », et « ça coûte moins cher ».

Ni les homéopathes, ni les acupuncteurs, ni les ostéopathes ne prétendent que, mal utilisées, les manœuvres vertébrales, les aiguilles et les doses infinitésimales sont sans inconvénients. Ils disent même le contraire. Quant aux plantes, peut-être suffit-il de rappeler que, depuis toujours, les poisons les plus violents ont été tirés d'elles.

Enfin, pour ce qui est de *la comparaison des coûts,* elle n'a de sens qu'à activité égale. Qu'un traitement inactif coûte plus cher qu'un traitement efficace serait un comble.

Pourquoi, malgré tout, ne pas utiliser ce qui peut, parfois, marcher? Il y a, à cela, deux raisons : pratique et morale.

Mais il faut au préalable répondre à l'objection habituelle : « Si moi, M. X., je ne souffre plus de mon asthme et si Mme Y. ne souffre plus, elle, de rhumatismes, devrions-nous renoncer à ce qui nous a guéris sous prétexte que cette action est invraisemblable? Par rigueur intellectuelle? Et devrions-nous courir les risques de traitements à la cortisone ou aux anti-inflammatoires? » Non, bien sûr! Mais peut-on tirer d'une expérience individuelle, même répétée par un très grand nombre de personnes, la conclusion qu'on peut appliquer ce traitement à tout le monde? Ce ne sont pas des séries de cas individuels, fussent-ils multiples, qui nous intéressent mais la découverte de lois généralisables. Si un traitement est efficace une ou deux fois sur dix, peut-on l'appliquer à tous ? Que faire des huit ou neuf patients sur lesquels il n'agit pas ?

Gagner au Loto est d'une très faible probabilité. Il y a pourtant des gagnants. Peut-on faire du Loto le moyen « normal » de gagner sa vie ? Le pourrait-on davantage si beaucoup de monde y gagnait ?

Quand les médecins utilisent, qu'ils le veuillent ou non, qu'ils le sachent ou non, la suggestion, celle-ci ne fait qu'accompagner, accentuer ou limiter une action thérapeutique par ailleurs objectivement établie ; elle ne constitue pas, à elle seule, l'action médicale. Personne — sauf, peut-être, les magnétiseurs et les hypnotiseurs — n'a d'ailleurs l'audace d'utiliser la suggestion en tant que telle. Rien, en effet, ne permet alors de savoir exactement ce qu'on fait, de codifier une action, d'avoir quelque point de repère que ce soit. C'est ce qui distingue la médecine — et aussi les médecines douces — des guérisseurs. Ces derniers pratiquent à partir d'un « don », d'un « pouvoir » : ils opposent un pouvoir indifférencié à *la* maladie, quelle qu'elle soit, et non pas une action précise à une maladie définie. Alors que les médecins exploitent un savoir — réel ou prétendu — avec plus ou moins de « savoir-faire ». Pour eux, la suggestion peut avoir sa part dans le savoir-faire, pas dans le savoir.

Si bien que, s'il se servait explicitement de la seule suggestion, en se référant implicitement ou explicitement à un « pouvoir », le médecin serait rejeté du côté des guérisseurs. S'il l'utilisait sciemment mais en faisant semblant de recourir à des traitements, qui ne seraient là que comme médiateurs, il tromperait ses patients (et, conscient de cette tromperie, il perdrait presque à coup sûr tout pouvoir).

Quand on dit : « Pourquoi ne pas se servir de l'action suggestive des médecines douces ? », on énonce en même temps deux idées contradictoires ; n'auraient-elles aucune action propre qu'elles seraient quand même utilisables ; et, de servir de support à une action qui n'a rien à voir avec leurs doctrines elles tireraient cependant une espèce de confirmation. En d'autres termes, on serait en droit d'utiliser n'importe quel procédé s'il avait pour effet de renforcer et de diriger l'effet de la suggestion, mais n'importe quel procédé ne peut servir à cet effet. Le mérite des médecines douces serait, en somme, d'avoir mis sur pied des procédures sophistiquées de suggestion. Or, les médecines douces ne prétendent rien de tel. Elles excluent que la suggestion puisse jouer le moindre rôle dans leur action. Ceux qui soutiennent cette hypothèse — « peu importerait que seule la suggestion joue » — supposent donc, contre elles, que, pour improbables qu'ils soient, les effets propres des médecines douces sont à retenir parce qu'ils sont les plus appropriés pour utiliser la suggestion. Il est alors bien difficile de soutenir une telle idée sans croire, peu ou prou, que les médecines douces ont *aussi* une action propre, tant il serait inimaginable que des procédures aussi complexes aient pu être élaborées dans ce seul but, pour ce seul effet.

Une telle hypothèse serait d'autre part totalement immorale, car elle reposerait sur une tromperie délibérée. C'est ce qui se passerait, en tout cas, si les médecins exploitaient, en toute connaissance, les pouvoirs de la suggestion, sans même accorder la moindre action propre aux procédés qu'ils utiliseraient pour l'induire.

C'est sans doute pour cette raison que l'hypnose, malgré ses vertus, a été peu à peu rejetée hors du champ de la médecine. On connaît son action. Elle est, dans une certaine mesure, reproductible. Mais elle n'est sûrement pas assez codifiée et rigoureuse pour qu'on puisse soigner à coup sûr telle maladie par telle suggestion hypnotique, et encore moins toutes les maladies. On se retrouve plutôt, avec elle, dans le cas de figure évoqué plus haut du guérisseur qui se sert d'un « don », d'un « pouvoir », pour guérir l'état malade et non telle ou telle maladie précise. On peut à la rigueur se servir de la suggestion hypnotique, comme on se sert d'une technique de déconditionnement, pour lutter contre la toxicomanie tabagique, les phobies, etc., mais pas comme une arme aux effets prévisibles et parfaitement maîtrisable sur des maladies définies.

Quand je pratiquais la relaxation, je pouvais poser ma main sur un ventre, suggérer un sentiment de chaleur et de décontraction, et annoncer l'apparition prochaine de borborygmes, témoins de mon action. Et, à mon grand effarement, ces maudits borborygmes apparaissaient. Je me suis quand même demandé pourquoi et comment, de quelle nature était mon action, et en quoi elle était liée à ce qui se passait entre le patient et moi. Je devais m'apercevoir assez vite que je jouais bien légèrement avec des mouvements affectifs (à forte coloration érotique, pourquoi ne pas le dire). D'autres disciplines devaient sûrement me permettre d'accéder à une meilleure et plus honnête maîtrise de ces mouvements. On sait que c'est un des objets de la psychanalyse et des groupes Balint.

A la question « pourquoi pas ? », la seule réponse, la plus simple, est au fond que lorsqu'on n'est pas condamné à agir à l'aveuglette, en ne sachant pas ce qu'on fait, en mobilisant des sentiments mal contrôlés, mieux vaut s'en dispenser. Aussi bien pour agir avec plus de constance et de clarté que par souci moral.

Un cas exemplaire : l'homéopathie

Né à Meissen (Saxe) le 10 avril 1755 — la même année que Mozart —, mort à Paris le 2 juillet 1843, Christian Friedrich Samuel Hahnemann est *l'inventeur* de l'homéopathie. La médecine n'a pas de père fondateur : elle est une création continue, globale, où surgissent de temps en temps des personnages novateurs. Les médecines douces, au contraire, doivent presque toujours leur existence à des hommes à qui elles restent fidèles, qui leur ont apporté les tables d'une nouvelle loi : le docteur Pistor pour la mésothérapie, Daniel David Palmer pour la chiropraxie, Andrew Taylor Still pour l'ostéopathie, etc. et, bien sûr, Hahnemann. Pour l'acupuncture, une tradition immuable et sacrée joue ce rôle.

L'homéopathie a donc été découverte il y a deux siècles. De la médecine de l'époque, des homéopathes disent volontiers qu'elle était encore celle de Molière. Ce qui, combiné à l'affirmation — constamment répétée par les médecins et généralement admise — que la presque totalité de la vraie médecine date d'une cinquantaine d'années, laisserait croire que rien n'a bougé en médecine, de Molière à 1930, hormis Hahnemann.

Or, en écrivant et en jouant *le Médecin malgré lui* et *le Malade imaginaire,* Molière participait à un combat qui opposait déjà, d'un côté, les médecins jargonnants, bornés, ignorants qui étaient enfermés dans un dogme — « *Aristoteles dixit* » — et qui étaient soutenus et incarnés par l'Académie, et, de l'autre côté, des médecins qui rejetaient le dogme aristotélicien et se voulaient les serviteurs de la Raison et de la Science.

Il suffit, d'autre part, de jeter un coup d'œil sur l'histoire de la médecine pour voir que les découvertes, considérables en effet, qui ont, au cours du XXe siècle, constitué une grande part de la science médicale moderne, n'ont été possibles que grâce à un énorme et patient travail antérieur, expérimental et conceptuel, qui devait faire passer la pensée médicale de la scolastique et de la magie à une attitude scientifique. Les médecins rejetaient peu à peu une Vérité absolue et immuable, au profit de vérités partielles, provisoires, révisables. C'était le plus important. Le reste n'est que l'application de cet esprit.

Ainsi, au XVIIe siècle déjà, Harvey découvrait la circulation du sang et la mécanique cardiaque ; Sydenham mettait au point, contre la diarrhée, le laudanum qui porte encore son nom et qui est, comme le forceps inventé à la même époque par Pierre Chamberlen, toujours utilisé. Certes, on saignait encore, et abondamment, on usait sans discernement de clystères et de lavements, mais la raison peu à peu se frayait un difficile chemin.

Au XVIIIe siècle, le siècle de l'*Encyclopédie,* de Diderot, de Voltaire, mais aussi de Buffon, cette raison allait devenir, en médecine, la loi. Ceci malgré la persistance de l'esprit de système sous la forme de théories vitalistes, mécanicistes, etc. On assistait à ce que Michel Foucault appellera « la naissance de la clinique » : un regard nouveau sur le corps, la maladie, et une manière nouvelle d'en déchiffrer le langage. Devant un corps ou un esprit souffrant (c'est aussi le siècle de Pinel), on ne recourait plus à des explications comme les « miasmes », les « humeurs », etc. On essayait de savoir ce qui souffrait et de quoi exactement. L'anatomopathologie, c'est-à-dire l'étude des lésions accompagnant les symptômes, avec des savants comme l'Italien Morgagni, apparaît alors.

On se demandait, en outre, à quoi cet ensemble « anatomo-clinique » de la maladie était dû, et on fondait l'étude des causes : l'étiologie, et des mécanismes : la pathogénie. Et si les moyens thérapeutiques restaient frustes, maladroits, insuffisants, on tentait au moins de codifier le peu qu'on pouvait faire, avec, pour les meilleurs de ces médecins, une grande importance accordée à l'hygiène. Se mettaient donc en place, progressivement, les conceptions de la médecine moderne. On peut, aujourd'hui, protester contre l'emprise du positivisme sur la médecine, mais on ne peut pas regretter tout ce que ce positivisme devait amorcer, puis, au XIXe siècle, réaliser, dans le domaine de la connaissance.

En tout cas, à la fin du XVIIIe siècle, quand Hahnemann apparaît, la médecine n'en est plus ni au charabia moliéresque ni même aux premiers balbutiements de la science médicale. Elle s'est constituée comme mode de pensée rationnel, et se veut une connaissance objective. Si elle est encore tentée de donner une explication uniciste et abstraite aux phénomènes que la recherche lui offre dans le désordre, elle s'efforce aussi d'échapper à cette tentation et d'accepter un morcellement fécond de la recherche et du savoir.

C'est pourtant de cette médecine en mouvement que, à peine devenu médecin, Hahnemann se détourne. Elle le déçoit. Il ne l'ignore pas : il traduit des auteurs étrangers et, en particulier, les ouvrages d'un médecin écossais, Cullen, qui, étudiant le quinquina, tente de théoriser son action. Il puise aussi chez un médecin suisse, von Haller, l'idée que les drogues devraient être expérimentées non seulement sur les malades mais aussi sur les sujets sains.

C'est de cette double rencontre que survient la révélation. En expérimentant sur lui-même, donc sur un homme sain, ce fameux quinquina (dont on se sert déjà depuis plus d'un siècle), Hahnemann s'aperçoit qu'il déclenche, à doses élevées, les mêmes effets que ceux que le quinquina est censé combattre : fièvre, etc. Le principe de similitude, base de l'homéopathie (qui devrait, à vrai dire, s'appeler plutôt homéothérapie, et nous verrons plus loin que cette distinction en apparence pédante n'est pas sans importance), est découvert. Des « expérimentations » d'autres drogues, sur lui-même et sur d'autres personnes (son entourage, puis des confrères, des volontaires), le confirment.

Au cours de cette expérimentation, Hahnemann s'aperçoit en outre que les traitements, aux doses habituellement utilisées, ne sont pas sans effets négatifs. On pourrait peut-être obtenir les mêmes résultats avec des doses plus faibles. En recherchant la dose active la plus faible, en diluant de plus en plus le principe actif, Hahnemann fait sa deuxième découverte : les *doses infinitésimales* d'un produit sont actives contre les symptômes provoqués par des doses élevées — toxiques ou subtoxiques — du même produit.

L'homéopathie était née. Il suffisait d'expérimenter toutes les drogues disponibles, de noter avec une minutie scrupuleuse tous les symptômes ressentis ou présentés — l'ensemble des symptômes liés à l'absorption d'une dose subtoxique est appelé *pathogénésie* — et de constituer ainsi une masse d'observations, une collection de pathogénésies, qui constituera la *matière médicale homéopathique.*

Hahnemann étudie d'abord 17 produits. A la fin de sa vie, 100 auront été expérimentés. Depuis, un millier environ.

Une fois les pathogénésies — très détaillées — bien établies, il suffit, en face d'un malade, de retrouver les symptômes de l'une d'entre elles et de prescrire, à dose infinitésimale, le produit qui l'aurait provoquée.

Plus tard, Hahnemann devait introduire deux modifications à ces principes de base :

— l'expérimentation, non plus à doses toxiques, mais à doses infinitésimales ;

— la définition de maladies chroniques — des maladies ou tempéraments de base en quelque sorte — qui divisent les malades en catégories. Il les attribue à des « miasmes », et les appelle la Psore (liée à la gale), la Luette (à la syphilis), la Sycose (à la blennorragie).

Les successeurs n'ont pas, dans l'ensemble — cela a été l'objet de querelles, de scissions —, retenu ces modifications. Cependant, tout en excluant la théorie miasmatique, des homéopathes modernes retiennent les diathèses (de *diathesis* : prédispositions) « psoriques », « luettiques », « sycosiques » et « tuberculiniques », qui groupent des familles de patients ayant des réactions communes (augmentation des éliminations pour les psoriques, diminution des échanges pour les sycosiques, augmentation du catabolisme pour les tuberculiniques et, enfin, réactions désordonnées, imprévisibles, pour les luettiques). A ces familles diathétiques correspondent des familles de médicaments qui provoquent des réactions semblables.

A cela se sont ajoutées, avec le temps :

— les « modalités » de réaction (déjà notées par Hahnemann) qui sont les réactions individuelles venant moduler les réactions communes à tous les sujets soumis à la même expérimentation ;

— la sensibilité, notion à la fois plus banale et plus confuse : certains sujets réagissent plus ou moins fortement aux mêmes doses ;

— la standardisation des modes de préparation des médicaments homéopathiques. Peu importent ici les querelles sur les différentes méthodes. Il suffit de savoir que les doses infinitésimales sont préparées en diluant progressivement un produit de la manière suivante : on introduit par exemple 1 unité de produit actif dans 99 unités de solvant (alcool et eau), on prélève 1/100e de la solution ainsi obtenue pour le diluer dans 99 fois son volume, etc. La première dilution s'appelle 1 CH (première dilution centésimale hahnemannienne), la deuxième, 2 CH, etc. On va généralement jusqu'à 30 CH ou même 50 CH.

A cette occasion, s'est peu à peu précisée l'importance capitale de la *succussion* (secousses imposées à la solution à chaque dilution) entraînant une *dynamisation* de la solution. C'est la succussion qui permet le contact entre la molécule active et les molécules du solvant, grâce à quoi les molécules du solvant acquièrent les vertus de la molécule active.

A ces détails près, qui ne modifient en rien les principes de base, l'homéopathie peut se résumer à ceci :

— le sulfate de soude à fortes doses provoque de la diarrhée (et des nausées, une bouche sèche, etc.). A un patient souffrant de ces symptômes, il faut prescrire du sulfate de soude à doses infinitésimales ;

— l'opium provoquant, lui, de la constipation, un constipé devra prendre une dose infinitésimale d'opium.

Un bon homéopathe nuancera ces prescriptions en fonction de la diathèse, des modalités, de la sensibilité, et, bien sûr, de tous les symptômes associés.

Cette théorie de l'homéopathie impose un certain nombre de remarques et de questions :

La doctrine

La découverte d'Hahnemann ne tenait aucun compte des efforts accomplis par la médecine de son temps. *A fortiori*, des découvertes faites ensuite. Depuis, elle a étendu son savoir, multiplié les pathogénésies, précisé les modes de préparation ou de prescription, mais la doctrine ne s'est modifiée en rien. Les homéopathes sont des médecins ; ils ont fait des études de médecine; ils peuvent, pour leur compte, prendre en considération les savoirs acquis par la médecine. L'homéopathie, elle, n'a rien à en faire.

Ses principes n'ont, en effet, rien de commun avec ceux de la médecine. Qu'on découvre l'existence des microbes ou des virus, le rôle de l'insuline dans le diabète, les hormones, les vitamines, les antibiotiques, la radiothérapie, les examens de laboratoire, la radiographie, le scanner, les endoscopies (on n'en finirait pas d'énumérer les moyens diagnostiques et thérapeutiques apparus depuis deux siècles, et surtout, effectivement, depuis un demi-siècle), elle s'en moque. Cela ne la regarde pas. Sa théorie est intemporelle : inscrite dans la nature des choses, elle ne pourrait changer qu'avec cette nature des choses, pas avec la lecture que la science peut en faire.

Les religions du Livre peuvent maintenir que la Genèse décrit avec exactitude la création du monde et se moquer des fariboles des savants qui inventent une apparition de la vie, des âges préhistoriques, des hominiens, et Dieu seul sait quoi encore. Des esprits religieux imaginent même que Dieu, qui sait, en effet, aurait créé l'homme avec, dans sa mémoire, une histoire passée, fausse, non conforme à la Genèse. L'homéopathie regarderait-elle avec amusement, elle aussi, la médecine se battre avec des fausses vérités alors que la sienne est déjà là? La recherche scientifique ne serait-elle qu'une préhistoire imaginaire de la médecine, une fiction devant aboutir nécessairement, un jour, à la vérité homéopathique?

Indifférente, en tout cas, dès le départ, aux efforts de la science, l'homéopathie poursuit, imperturbable, sa route. Vérité immuable, les vérités de la médecine ne la concernent pas. Pour une médecine qui se dit scientifique et expérimentale, c'est plutôt surprenant.

La conception de la maladie

La maladie elle-même n'est pas, pour l'homéopathie, ce qu'elle est pour la médecine et pour la conscience commune. Pour ces dernières, la maladie est une entité découpée dans la masse des faits pathologiques offerts par la nature, au sein de laquelle la science s'efforce d'introduire, petit à petit, un ordre intelligible, scientifique. A son échelle, le médecin part du réel de la souffrance du patient. A partir des symptômes présentés par celui-ci, recueillis par l'interrogatoire et relevés à l'examen, en s'appuyant sur des tests de laboratoire, des explorations physiques et autres, il définit une entité : *la maladie.* Il s'efforce d'en expliquer le mécanisme en décrivant des lésions organiques et/ou des dysfonctionnements, eux-mêmes rapportés, autant que faire se peut, à une ou des causes, et de leur appliquer un traitement raisonné. Ainsi, par exemple, le médecin appelle pneumonie une maladie qui entraîne chez le patient de la toux, de la fièvre, un point de côté, qui s'exprime à l'examen clinique par un certain nombre de signes (matité à la percussion, augmentation des vibrations à la palpation, râles sous-crépitants à l'auscultation), qui se traduit à la radiographie par une zone d'opacité pulmonaire, qui, on le sait, correspond à une transformation (hépatisation) du tissu pulmonaire, liée à l'action d'un microbe bien connu, le pneumocoque, sensible à certains antibiotiques.

Tout n'est évidemment pas toujours aussi clair. Ce schéma médical est tantôt une réalité, tantôt une ambition. Une ambition dont les limites tiennent à la fois aux limites des connaissances et de la pensée médicales et à la complexité de la pathologie. Il n'est donc pas certain que toute la pathologie réponde à cette vision. Et il est possible que la volonté de tout faire rentrer dans ce cadre paralyse parfois la réflexion et la recherche médicale. Mais il serait absurde de tenir pour nul le travail accompli et à accomplir sur ce modèle. L'aventure du SIDA a été l'occasion pour la médecine d'en démontrer avec éclat l'efficacité. En un rien de temps, l'épidémiologie permettait de repérer, aux quatre coins des États-Unis, un certain nombre de cas semblables, de définir des catégories de la population qui étaient frappées, de décrire les mécanismes communs qui aboutissaient à des tableaux cliniques très variés (le syndrome de dépression immunitaire touchant une sorte très particulière de globules blancs) et de rechercher avec méthode les moyens de prévention et de traitement.

Pour présenter l'homéopathie, c'est au Dr Michel Conan Mériadec, président de la Société française d'homéopathie, que le ministère des Affaires sociales s'est adressé. On peut, en raison de son autorité, de sa clarté et de sa rigueur intellectuelle (assez exceptionnelles dans les ouvrages de vulgarisation homéopathiques, il faut bien le dire) se servir de son exposé. Nous reviendrons plus loin sur certaines affirmations contenues dans ce texte.

Évoquant l'erreur de Hahnemann, « inventant sa *théorie personnelle* sur *l'origine miasmatique* des maladies chroniques sans comprendre qu'il engageait l'homéopathie dans une impasse [1] », M. Conan Mériadec précise :

« En effet, cette théorie miasmatique, comme toute théorie sur la nature et l'origine des maladies, est *indépendante de l'homéopathie,* car la connaissance de l'étiologie pathogénique des maladies, leurs causes et leurs mécanismes n'est pas du domaine de l'homéopathie.

L'analogie homéopathique n'est pas une *analogie morbide* mais une *analogie réactionnelle ;* non pas une analogie entre deux maladies mais une analogie entre *deux réactions* au cours de *maladies différentes,* l'une naturelle, l'autre médica-

1. Michel Conan Mériadec, « L'homéopathie moderne », *Revue française des Affaires sociales,* mai 1986, p. 68.

menteuse, par la mise en jeu des mêmes *mécanismes réactionnels,* par des facteurs de *nature différente,* un facteur pathogène et un médicament.

Ni la constatation de cette analogie réactionnelle homéopathique ni la guérison homéopathique n'impliquent la moindre *analogie de nature* entre le facteur pathogène et ce médicament, tout au plus une *analogie de structure,* car qu'y a-t-il de commun entre un virus vivant et un métal comme le mercure ? L'homéopathie nous apprend seulement qu'ils peuvent tous deux mettre en œuvre les mêmes mécanismes réactionnels en déterminant des symptômes semblables. Cela ne nous renseigne pas sur la nature du facteur pathogène qui est responsable de la maladie, car d'autres facteurs pathogènes de nature différente peuvent aussi induire une réaction semblable à celle du mercure ; par exemple, un streptocoque... Toute théorie sur l'origine des maladies est donc indépendante de l'homéopathie [1]. »

On voit bien ici pourquoi il eût été plus juste que cette médecine s'appelât homéothérapie, et quelle ambiguïté trompeuse introduit le suffixe « pathie » qui laisse croire que l'homéopathie a une théorie quelconque concernant les causes et les mécanismes pathologiques (de la maladie « naturelle »).

Ainsi, alors que la médecine part du réel et isole dans le réel des entités, les maladies, dont elle essaie de connaître les causes, les mécanismes, les lésions, l'homéopathie part d'un artefact : la pathogénésie, c'est-à-dire les symptômes provoqués par une intoxication. Elle est donc obligée de poser en principe que la maladie « naturelle » ressemblera à cet artefact (que toute maladie ressemblera à une pathogénésie). Que cette ressemblance, ou analogie, repose sur une analogie de réaction n'apporte rien de plus. Quand elle prétend vérifier cette analogie, la réalité de ce qu'on pourrait appeler

1. *Ibid.*, p. 63 ; les mots soulignés le sont par l'auteur.

son deuxième principe de similitude (maladie-pathogénésie), elle ne se soucie pas, en effet, de connaître la nature des mécanismes réactionnels qui leur seraient communs. Elle se contente d'une analogie exclusivement symptomatique. L'analogie de réaction est affirmée et, selon les homéopathes, confirmée par l'existence même de l'homéopathie, mais elle n'est ni démontrée ni analysée. *Une maladie n'est définie que par son analogie d'apparence avec une pathogénésie.*

Les principes de similitude

Les deux principes de similitude sont posés en principes absolus. Découlant de l'observation, ils seraient vérifiés par l'expérience quotidienne. C'est à prendre ou à laisser. D'une affirmation, on peut se demander sur quoi elle se fonde, argumenter sur sa cohérence conceptuelle. Ne pouvant ni discuter — ils sont « irréfutables » — les fondements scientifiques des similitudes ni mettre en cause la bonne foi de ceux qui affirment que « c'est ainsi », on peut au moins se demander si le vrai affirmé est vraisemblable.

Des analogies d'apparence entre la maladie et la pathogénésie — les symptômes — feraient donc supposer l'existence d'analogies réactionnelles. Le mercure, par exemple, provoque à doses toxiques des réactions apparentes et bien définies que décrit la pathogénésie et que connaît la médecine. Quant aux réactions profondes, anatomiques et physiologiques — lésions rénales ou autres —, seule la médecine les connaît. L'homéopathie n'a pas à les connaître. De leur côté, le virus et le streptocoque, qui sont censés déclencher les mêmes processus réactionnels, s'expriment cliniquement, en fait, de manières très variées et pas seulement par des symptômes communs avec ceux de l'intoxication par le mercure. Comment peut bien apparaître, alors, l'analogie ? Et si on voulait rapprocher par exemple les lésions néphrologiques — que l'homéopathie ne veut pas connaître — du streptocoque et du mercure, pourrait-on parler de réactions « analogues » ?

Les « mécanismes de défense », les « processus réactionnels » que l'homéopathie suppose et affirme, mais dont elle ne connaît et ne reconnaît que les apparences, la médecine, elle, les a étudiés. Un médecin français, Reilly, décrivait déjà un ensemble de symptômes et de processus physiologiques communs à toutes les maladies infectieuses. Selye, l'inventeur de la cortisone et du stress, a analysé plus précisément le mécanisme hormonal de ces réactions communes, et l'immunologie moderne (la partie la plus avancée sans doute de la recherche médicale) est consacrée à la compréhension de ces processus. Même aux « tempéraments » — notion aussi ancienne que la médecine —, elle cherche à donner un sens (les groupes HLA de Jean Dausset qui définissent l'identité biologique d'un individu, etc.). Que saurait-on du SIDA si on ne savait pas que c'était un déficit immunitaire et que comprendrait-on à ce déficit si on ne connaissait pas de mieux en mieux les mécanismes intimes de l'immunité (ou, si on veut, des réactions de l'organisme, dans son ensemble, aux agressions) ?

L'homéopathie se contente, elle, d'« analogies réactionnelles ». Et, pour les expliquer, elle postule des « analogies de structure ».

« Une substance ne peut devenir un médicament que parce qu'elle possède une *analogie de structure* avec les composants des mécanismes réactionnels qui lui permet d'intervenir sur ces mécanismes ; c'est ce que nous apprend la biologie, spécialement des échanges membranaires ou des neurotransmetteurs.

De même, seule une analogie de structure entre deux facteurs, de nature aussi différente qu'un virus vivant et un médicament minéral, peut expliquer la mise en jeu des mêmes mécanismes réactionnels, supports de la similitude homéopathique[1]. »

Tout à l'heure, M. Conan Mériadec disait : « *Tout au plus* une analogie de structure. » On pouvait croire que ce n'était qu'une hypothèse. Voici maintenant qu'*elle seule* peut expliquer, etc. On prétend démontrer, on postule. Seule une analogie de structure peut expliquer, *donc* cette analogie de structure — quelle sorte de structure ? — existe. On le verra plus loin, la notion de structure a une fonction magique (modification de *structure* du solvant dans la solution à doses infinitésimales) : elle peut, à elle seule, tout expliquer, et sans qu'on ait besoin de dire en quoi consistent cette structure et l'analogie de structures aussi différentes que celle d'un médicament et celle des « composants (?) des mécanismes réactionnels ». Quant à la référence à la biologie moderne, on sait qu'elle est devenue, même en médecine, une manière incantatoire de tout expliquer en restant dans le vague. Ce sont là, en tout état de cause, des explications verbalistes, sans confirmation aucune. M. Conan Mériadec écrit bien que « la prise de conscience du caractère réactionnel de l'analogie homéopathique a libéré l'homéopathie des théories étrangères à son domaine qui nuisaient à sa crédibilité, car remises en cause à chaque étape des découvertes biologiques, elles étaient rapidement désuètes », mais rien ne semble pouvoir empêcher l'homéopathie, et les médecines douces en général, de se précipiter sur la moindre information scientifique qui pourrait, peut-être, leur donner raison après coup.

En somme, les lois de similitude s'expliquent par des *analogies* qu'on affirme, mais dont on ne sait rien.

Les homéopathes et homéopathophiles, qui, décidément,

1. M. Conan Mériadec, *loc. cit.*, p. 73.

aiment bien les analogies, comparent volontiers aussi les vaccinations et la désensibilisation des allergiques à l'homéopathie. Elles seraient l'application du principe « du même par le même ». Et la désensibilisation utiliserait de surcroît les doses infinitésimales. C'est pour le moins audacieux. Les doses les plus basses utilisées en désensibilisation sont en effet de l'ordre de la 2e CH, et elles sont injectées et non ingérées, et injectées par voie intradermique, ce qui multiplie considérablement leur effet. Et, surtout, si effectivement la plupart des vaccins — pas tous — utilisent la cause du mal (le virus de la poliomyélite par exemple) pour prévenir le mal (la poliomyélite), ce mal est bien réel et bien défini, c'est une maladie naturelle et non un simulacre « expérimental », et la cause n'est pas « analogique » mais bien définie elle aussi (le virus responsable de la maladie). Le vaccin n'a pas des « analogies de structure » ou « réactionnelles » avec le mal : il est le mal lui-même, à peine transformé (tué ou atténué). De même pour les désensibilisations : elles ne visent pas un produit expérimenté à tout hasard, mais un allergène bien réel, qu'il s'agisse de pollen, de poussières, etc. Si les vaccinations et la désensibilisation ressemblaient à quelque chose, ce serait à la rigueur à un sous-produit de l'homéopathie, *l'isopathie*, qui fait appel par exemple à des urines infectées pour combattre les infections urinaires, mais pas à l'homéopathie elle-même.

La comparaison est donc dépourvue de sens, mais en même temps elle est éclairante. Elle montre bien que jamais le traitement homéopathique n'est le traitement d'une maladie médicalement définie ; il est le traitement de ce qui, dans une maladie, et indépendamment de tout ce que la médecine peut en savoir, est analogue en apparence à un artefact : une « pathogénésie ».

Substances-médicaments

La quantité des produits expérimentables est infinie, des sels minéraux les plus élémentaires aux molécules les plus complexes, des produits présents dans la nature à ceux que la chimie peut créer ou isoler. On en a expérimenté un certain nombre. Quelque soin que les expérimentateurs aient pu prendre, les substances expérimentées sont forcément en nombre limité et elles n'ont pu être qu'arbitrairement choisies. Il faudrait supposer ou bien que le champ des maladies spontanées est strictement superposable au champ des pathogénésies déjà décrites — ce qui est fortement improbable —, ou bien que leur nombre est aussi infini que les substances expérimentables — ce que rien ne démontre. Il faudrait aussi supposer que l'ordre des pathogénésies homéopathiques déjà connues précéderait, par décret de la Providence, l'ordre que l'esprit humain essaie d'introduire dans la souffrance observable. Celui-ci devrait se conformer à celui-là. Sans qu'on sache à quel moment de l'expérimentation homéopathique — en principe inépuisable — la coïncidence miraculeuse entre maladies « naturelles » et pathogénésies s'est ou se sera définitivement stabilisée.

Même la pensée religieuse construit ses mythes à partir de l'expérience du réel, pour le rendre cohérent et supportable, et n'exige pas que le monde réel se plie constamment à l'univers imaginaire qu'elle a construit ou qui lui a été révélé.

En fait, l'homéopathie repose sur une tautologie : le mal devant être guéri par son semblable, il ne peut être que le semblable de ce par quoi il peut être guéri. La maladie et son traitement se définissent réciproquement, n'existent pas indépendamment l'un de l'autre. Dans ce monde clos, le succès est assuré et la cohérence absolue, puisqu'ils sont supposés au départ.

Les doses infinitésimales

Elles posent des problèmes logiques encore plus difficiles que la notion de maladie. Ils se résument au fond à deux questions :

— Leur action est-elle vraisemblable ?

— Cette action est-elle, en dehors du « ça marche », dont nous avons vu les limites, expérimentalement démontrée ?

On pourrait commencer par les résultats expérimentaux. Ils permettraient de faire l'économie de la première question. Positifs, ils nous obligeraient à accepter les hypothèses avancées ou à attendre d'autres explications. Négatifs, ils nous en dispenseraient. Mais mieux vaut, me semble-t-il, lire les résultats des expérimentations à la lumière des fondements théoriques. Non pour les lire partialement, à partir d'un préjugé théorique, mais parce que les modalités des expérimentations et l'expression de leurs résultats sont fortement fonction de ces fondements.

L'action des doses homéopathiques elle-même pose deux problèmes différents :

— Comment des doses faibles agissent-elles ?

— Comment des doses nulles peuvent-elles agir ?

Là encore, une question commande l'autre : si des doses nulles peuvent agir, pourquoi se poser la question des doses faibles ? Et jamais l'explication des doses faibles n'expliquera l'action des doses nulles.

L'action des doses faibles s'expliquerait, on l'a vu, par une « analogie de structure ». On énonce des explications du type : « c'est ainsi », puis on veut les soutenir par des vérités scientifiques qui, pourtant, risquent toujours de devenir « désuètes ».

De toute façon, l'action de toute dose faible pose, même en médecine, un problème : comment des doses de l'ordre du milligramme, ou même du gramme, peuvent-elles agir sur un organisme aussi volumineux et complexe que le nôtre, nous endormir pendant des heures, calmer la douleur ou l'angoisse, ralentir ou accélérer le cœur, faire monter ou baisser la pression artérielle, etc. L'usage fait que cela nous semble normal, et la science nous apprend, en effet, que certains éléments chimiques intervenant dans notre physiologie ne sont présents dans notre corps qu'à des doses extrêmement faibles, et que, ne frappant par tropisme sélectif que des zones très limitées, des médicaments peuvent agir à faibles doses. Mais cela reste, il est vrai, déroutant.

Les doses homéopathiques, même celles qui supposent la présence possible de quelques molécules du produit dilué, sont, elles, tellement à la limite de la nullité qu'elles posent tout de même autrement ce problème des doses faibles. Mais, pour les homéopathes, ce problème ne se pose pas puisqu'ils revendiquent une action de doses nulles.

On peut dire « doses nulles », parce que, de l'aveu même des homéopathes, les dilutions au-delà de 7 CH ou 8 CH n'ont plus aucune chance statistique de contenir la moindre molécule du produit actif. C'est l'application d'une loi chimique admise par tous : le nombre d'Avogadro. Les homéopathes ne discutant pas cette loi, il est peut-être inutile d'en donner l'expression mathématique. Simplement, pour donner un ordre d'idée : la première dilution est au 1/100e, la deuxième au 1/10 000e, la troisième au 1/1 000 000e, la quatrième au 1/100 000 000e, la cinquième déjà au 10 milliardième. Ou, pour en donner une expression imagée et classique, cela revient à puiser quelques gouttes de l'eau de la Seine au pont Mirabeau, après y avoir versé un flacon d'un produit quelconque au Pont-Neuf.

Ce qui pourrait être, pour un esprit ordinaire, un défi à la raison ne démonte pas les homéopathes. Ils répliquent que :

— l'expérience prouve que non seulement l'action du produit actif ne disparaît pas avec la disparition du produit, mais qu'au contraire elle augmente avec la dilution, au point d'en devenir dangereuse ;

— la raison en est que, si le produit n'est plus là, son esprit demeure, qui dynamise la solution. Ce que la physique la plus moderne, pas encore « désuète », est capable, aujourd'hui, de démontrer.

Un physicien, Jean E. Charon, auteur, entre autres, d'un livre bien nommé *l'Esprit, cet inconnu*[1], se flatte d'exprimer cette physique théorique la plus avancée, la plus moderne. Il affirme que chaque particule, même la plus petite (l'électron), est douée d'une mémoire capable d'enregistrer, dans la sphère électromagnétique qui l'entoure, des milliards d'informations, et qu'elle est en outre capable de choisir parmi ces informations et de s'en servir selon les besoins.

Devant cette affirmation, la raison commune déjà vacillante s'écroule et se dissout, allant rejoindre, dans l'univers infini et éternel des particules, ces mémoires sans défaillances si supérieures à la nôtre.

Bien sûr, des objections toutes bêtes viennent à l'esprit. N'y aurait-il donc pas, comme on le croyait, de l'atome à l'homme, en passant par la cellule, l'insecte, le mammifère, une complexification progressive de la mémoire, allant de la loi physico-chimique à la programmation, de la programmation à l'instinct, de l'instinct à la conscience et à la mémoire ?

On est aussi tenté de penser qu'il y a peut-être abus de langage : parler d'une particule où siégerait l'esprit, ou même simplement une mémoire, n'est-ce pas opérer un dangereux glissement, prêter les vertus de la conscience, du choix, de la liberté, à ce qui ne pourrait être au mieux que l'enregistrement mécanique d'informations ? Il en faut plus, même à un ordinateur, même à une puce, pour atteindre à cette mémoire capable de jouer avec les informations qu'elle a reçues d'une simple rencontre.

1. Jean E. Charon, *L'Esprit, cet inconnu*, Marabout, MU 343.

Mais Jean E. Charon est en mesure de tout entendre. Là n'est pas son problème : il déplore même que les homéopathes se soient précipités sur sa découverte (et aussi, pour des raisons assez obscures, les partisans de la métempsycose). Pour les homéopathes, il est vrai, c'était pain béni. Une molécule de solvant, pour avoir frôlé une molécule du produit dissous, même pas, pour avoir simplement rencontré en passant une autre molécule de solvant qui, ayant été en contact avec le produit en question, a reçu l'information, et la lui a refilée, en est toute transformée. Elle ne subit pas une modification chimique (à moins que ce ne soit une modification de « structure ») : elle reste elle-même, une banale molécule de solvant, mais, en même temps, elle n'est plus la même : elle est chargée d'un nouveau message dans son enveloppe électromagnétique.

Comment peut-on affirmer une chose pareille ? C'est tout simple, dit Jean E. Charon : ça se démontre mathématiquement. Ce qui est, on le sait, sans réplique.

Bon ! Mais tout de même !

Insinuer que M. Charon rencontre une audience beaucoup plus favorable auprès des médias et du grand public que de la communauté scientifique relèverait de la malveillance et ne ferait que renforcer sa crédibilité. Ne sait-on pas une fois pour toutes que la science officielle refuse avec obstination toutes les idées nouvelles ? Le souvenir de Galilée a beau peser sur elle, elle ne se rend que quand il n'est plus possible de faire autrement, quand la pression se fait irrésistible. Au point qu'on se demande comment la science parvient cependant à progresser.

Qu'on puisse être frappé par ailleurs de la connotation spiritualiste de cette thèse importe peu. On peut aimer Teilhard de Chardin et ses théories, et être heureux que les mathématiques viennent les confirmer.

Non ! Il faut, pour contrôler la validité de cette hypothèse, s'adresser à des physiciens. Cela n'empêcherait pas M. Charon d'être le seul à avoir raison, mais du moins aura-t-on opposé à ses arguments d'autres arguments de même nature.

Dans le numéro — hors série — de *Science et Vie* (1986), consacré aux médecines parallèles, le Pr Jean Jacques, directeur du laboratoire d'interactions moléculaires et de stéréochimie au CNRS, après avoir rappelé[1] le nombre d'Avogadro, et déclaré qu'une modification supposée des molécules de la solution par les molécules du corps actif ne toucherait au mieux qu'un nombre infime de molécules de solvant — « à moins d'admettre une nouvelle modification des molécules non modifiées par celles qui l'étaient déjà..., ce qui nous place, on le voit, en pleine magie » —, ajoute que la question est dans la modification même. « Par quel moyen ? Radiation ? Imprégnation ? Mise en résonance ? Rien de tout cela n'est concevable dans la physico-chimie actuelle. » Principe d'autorité défendant la physique « actuelle » contre une physique nouvelle et révolutionnaire ? Le Pr Jean Jacques explique : à l'échelle atomique, « si les électrons que l'on trouve à la périphérie d'un atome sont concernés par une réaction chimique, ils oublient immédiatement ces modifications si une autre réaction les fait revenir à la situation antérieure. A plus forte raison, doivent-ils oublier une mise en solution qui laisse les molécules intactes. » Il poursuit : « Il faudrait concevoir que des molécules différentes, tant dans leur composition que dans leur structure, et, bien entendu, dans leurs effets thérapeutiques, soient à même de laisser des empreintes différentes à une même molécule, l'eau. Celle-ci serait donc capable de conserver des souvenirs spécifiques pouvant provenir de sels très simples ou d'alcaloïdes très compliqués. C'est impensable et ça l'est encore pour une autre raison. Celle-ci me semble sans appel : la molécule d'eau est une molécule symétrique et l'on ne voit pas comment elle

1. « L'impossible hypothèse », p. 32-33.

pourrait se “ souvenir ” de molécules asymétriques comme le sont la majorité des molécules naturelles. »

Ce que dit le Pr Jean Jacques soulève en outre deux questions dont les homéopathes ne semblent pas se préoccuper :

— la multiplicité des rencontres, donc des souvenirs ;

— la multiplicité des solutions à dilutions infinitésimales que nous, êtres humains, rencontrons dans la vie.

Ni les particules ni les molécules ne meurent. Elles n'ont pas d'histoire. Il ne faut donc pas seulement supposer qu'elles peuvent enregistrer des informations mais que cette capacité est infinie et que, dans cette infinité d'informations, elles sont en mesure de choisir celle qui convient à la situation, c'est-à-dire à l'action thérapeutique qu'on attend d'elle, à un moment précis.

D'autre part, nous respirons, buvons, mangeons, touchons à longueur de temps des corps qui ont toutes les raisons de contenir à doses infinitésimales les produits les plus divers. L'eau que nous buvons, ou le vin, le fruit dans lequel nous mordons ne sont pas des produits chimiquement purs, ne contenant qu'à doses mesurables une grande quantité de sels minéraux, de souillures, etc. Il faut donc supposer qu'un organisme est normalement soumis à longueur de temps à des actions de doses infinitésimales de substances les plus variées. Il lui faut donc être capable, à un moment donné, de n'entendre que le message inscrit dans la mémoire de l'eau ou de l'alcool qui a servi de solvant au médicament homéopathique.

Un double choix est donc nécessaire à l'action thérapeutique d'une solution homéopathique : la molécule de solvant doit choisir parmi les souvenirs qu'elle a, au cours du temps, enregistrés, et l'organisme doit choisir parmi des messages multiples, du même ordre, qu'il reçoit. On imagine un organisme tout entier tendu pour percevoir le message imperceptible de quelques gouttes d'eau chargées d'une mémoire extraordinairement sélective ! Comme une immense foule qui n'entendrait que le chuchotement expressif d'un muet.

En fait, l'hypothèse empruntée à la physique « moderne » pose beaucoup plus de problèmes qu'elle n'en résout. Elle ne fait que les déplacer, et au prix d'une vision anthropomorphique de la particule à laquelle on attribue toutes les possibilités d'un organisme complexe et évolué. Ceux qui disent que Dieu est présent dans la moindre particule n'entendent sûrement pas cette déification de la particule. Ils veulent sans doute répondre à la question de savoir quand apparaît l'Esprit. S'il n'est pas présent au départ dans la chaîne qui va de l'élément à l'organisation complexe, quand apparaîtrait-il ? C'est, de toute façon, une interrogation religieuse et non pas scientifique, une affirmation irréfutable et non pas réfutable.

La doctrine homéopathique suppose donc que des doses nulles — rejoignant ainsi les doses faibles —, chargées d'un message enregistré par contiguïté, vont agir sur la complexité extrême d'un organisme malade, tout entier orienté vers ce message dont l'action résulte d'une « analogie » de « structure » entre le produit (qui, par ailleurs, à doses massives provoque l'analogue de la maladie constatée) et les « réactions » de cet organisme.

Nous ne savons rien ni du « message », ni des « analogies » multiples, ni des « structures », ni des mécanismes et des causes de la « maladie ». C'est quand même beaucoup !

Le terrain

L'homéopathie se flatte aussi de traiter le *terrain* à défaut de traiter la cause — qu'elle ignore superbement — ou le « symptôme » — qu'elle assimile paisiblement à la maladie répertoriée (une hépatite ou un cancer sont des symptômes exprimant le tout de l'organisme). Selon elle (et d'autres, mais dans une autre perspective), il faut entendre ce que l'organisme, par là, *veut dire,* et lui répondre au lieu de le prendre au mot dudit symptôme et de le contrarier. Tout cela est bien beau, mais de quel terrain s'agit-il, de quoi parle-t-on ?

Si j'ai mal aux dents — symptôme —, peu importent la carie et ses raisons ? Dans cette douleur, c'est l'homme total que je suis qui parle ? C'est vrai. Mais une dame qui cherchait un dentiste homéopathe n'en a pas découvert. Est-ce à dire qu'il n'y aurait pas de pathogénésie « analogue » à une rage de dents, ou bien doit-on en conclure que les dentistes ne rencontrent jamais de patients soignés par l'homéopathie parce que la carie a été prévenue en traitant le terrain qui la favorise ?

Dédaigneuse des causes et des mécanismes, l'homéopathie s'adresse directement aux réactions de l'organisme de « structures » analogues à celles du symptôme et du médicament, donc au terrain de chacun de nous. Structure de quel ordre ? Chimique, symbolique, linguistique ? Quel terrain ? Quelles réactions de défense ?

L'expérimentation

Toutes ces considérations seraient oiseuses, c'est vrai, si la preuve nous était donnée que l'homéopathie est une médecine efficace. Non pas seulement à partir de la conviction consensuelle que « ça marche », mais à partir d'une véritable expérimentation. Cette expérimentation, les homéopathes s'en flattent souvent. Ils disent généralement : la preuve que ça marche, en dehors de la démonstration biséculaire de l'expérience, sont des expériences de laboratoire, l'expérimentation sur l'homme avec toutes les garanties de l'expérimentation moderne, l'action de l'homéopathie sur les enfants et les animaux qui ne peuvent pas être sensibles à l'effet placebo. Et même sur les plantes.

Passons sur l'argument qui laisse supposer que l'effet placebo ou la suggestion seraient d'ordre purement langagier et intellectuel, et que les animaux (surtout les animaux domestiques) et les enfants sont des organismes dépourvus de toute vie psychique, donc inaccessibles à une influence de ce type. Voyons l'expérimentation elle-même :

— Caulophyllum 30 DH et faiblesse des contractions utérines de la truie (H. Wolter, 1966).

« On ne peut rien conclure sinon qu'il serait peut-être intéressant de refaire ce travail avec une méthodologie correcte. »

— Flor de Piedra 3 DH et acétonémie des bovins (H. Wolter, 1978).

« Il est tout à fait impossible de conclure dans un sens ou dans l'autre. »

— Homéopathie et croissance des bovins (J. M. Michaux, Lyon, 1977-1978).

« Le produit homéopathique n'entraîne aucun effet significatif sur la croissance des animaux ni sur leur qualité. »

— Homéopathie et libido du taurillon.

« Ici encore, l'auteur ne peut résister à la tentation d'atteindre le sacro-saint seuil de significativité grâce au choix judicieux de certains chiffres et certains " tests statistiques ". Il n'y parvient même pas. »

— Traitements allopathiques et homéopathiques des affections vésico-urétrales du chat (J. Guagnère-Lucas, Toulouse, 1978).

« Il faut souligner le sérieux avec lequel a été conduit ce travail qui contraste fortement avec la plupart des autres travaux cliniques vétérinaires. Cependant, une série de remarques méthodologiques doivent être faites...

Au total, ce travail ne peut pas constituer la preuve que

recherchent beaucoup d'homéopathes pour renforcer leur argumentation. »

— Homéopathie et croissance des veaux de boucherie (M. Prudhomme, Maisons-Alfort, 1979-1981).

« En tout état de cause, la vérification par une autre étude beaucoup mieux construite pourrait seule trancher. »

— Homéopathie et ponte des poules en élevage industriel (Prudhomme, Maisons-Alfort, 1981).

« L'ensemble des résultats indique nettement l'absence d'activité des remèdes homéopathiques testés. »

Et, en conclusion :

« Contrairement à ce que l'on entend et lit trop souvent, la démonstration rigoureusement scientifique de l'effet thérapeutique des remèdes homéopathiques en médecine vétérinaire n'est toujours pas faite.

S'il nous paraît excessif de conclure que l'homéopathie n'a absolument pas sa place d'un point de vue pragmatique (et relationnel pour les propriétaires d'animaux) en médecine vétérinaire, il n'en demeure pas moins vrai que les futurs travaux devront se plier aux impératifs méthodologiques modernes pour emporter la conviction des esprits rigoureux. »

Cette conclusion et les extraits de commentaires ci-dessus ne sont évidemment pas de moi, mais de Jean-Jacques Aulas et de Gilles Bardelay, tous deux médecins et pharmacologues. Aulas est en plus diplômé de l'École française d'homéopathie. Ils ont tous deux, avec le Dr Jean-François Boyer (qui a travaillé pendant six ans au sein d'un laboratoire homéopathique) et Jean-Yves Gauthier (pharmacien, inspecteur de la santé à Paris), consacré des efforts considérables et méritoires pour répertorier et commenter les divers travaux expérimentaux sur l'homéopathie, pour analyser les concepts de l'homéopathie, sa répartition géographique, son histoire, etc.

Il en est résulté un livre de plus de 400 pages, avec une

écrasante bibliographie, des annexes, des index, etc. dont on ne peut que conseiller la lecture [1].

Qu'on ne croie pas qu'il s'agisse d'un ouvrage polémique. A preuve, ces phrases tirées de l'avant-propos :

« Depuis plus de deux cents ans, il existe un débat entre ceux qui sont " pour " et ceux qui sont " contre " l'homéopathie. Le débat est stérile. Nous ne l'aborderons pas en ces termes.

Pour ceux qui sont " contre ", toute méthode thérapeutique dont l'activité ne peut être expliquée et/ou dont l'efficacité n'a pu être rigoureusement démontrée doit être rejetée. Ce point de vue n'est pas le nôtre.

Pour ceux qui sont " pour ", la réussite thérapeutique enregistrée chez certains patients sert à la fois de preuve d'efficacité et de validation des concepts qui ont donné naissance à l'homéopathie il y a plus de deux siècles et n'ont pratiquement pas été modifiés depuis. Pour eux encore, on " croit " ou on ne " croit " pas, et si on ne croit pas, il est hérétique de prescrire un médicament homéopathique. Nous ne partageons pas cet état d'esprit. »

On pourrait donc parfaitement se contenter de renvoyer tous ceux qu'inquiète l'homéopathie à cet ouvrage documenté et objectif. Mais :

« Au terme de cet ouvrage, nous avons un moment été tentés de vous exposer les multiples réflexions philosophiques, scientifiques, pragmatiques que ce travail a fait naître en nous. C'eût été, nous l'avons craint, prendre le risque de geler le débat qui doit s'ouvrir.

Débat sur le rôle du médecin et de sa thérapeutique dans le monde moderne, réflexion sur le rôle de l'imaginaire en

1. *L'Homéopathie. Approche historique et critique et évaluation scientifique de ses fondements empiriques et de son efficacité thérapeutique*, Éditions médicales Roland Bettex, coll. « Prescrire », Paris-Lausanne, 1985 ; préface du Pr Pierre Simon.

médecine et sa prise en compte par la démarche scientifique, discussion pragmatique sur la place des thérapeutiques à efficacité non démontrée, etc., le débat peut s'ouvrir. »

En regrettant qu'ils ne l'aient pas fait eux-mêmes, il nous faut donc poursuivre ce débat sans eux. Mais en utilisant sans vergogne — leurs propos y autorisent — leur travail.

On peut, en outre, n'être pas tout à fait d'accord avec leur description des « pour » et des « contre ». La « prise en compte par la démarche scientifique » de l' « imaginaire en médecine » ne suppose pas qu'on admette tout ce qui met en jeu cet imaginaire. Et la « place des thérapeutiques à efficacité non démontrée » paraît mériter moins une « discussion pragmatique » que l'analyse de l'idéologie sous-jacente à l'adoption inconditionnelle de ces thérapeutiques.

J'ai cité *toutes* les expérimentations vétérinaires, parce que, quoi qu'on en dise, elles sont peu nombreuses. (D'autres sont, dit-on, en cours.) Il n'était pas possible de reproduire les détails de chaque expérimentation et tous les commentaires, mais seulement l'essentiel, pour notre propos, de ces commentaires. Chacun étant non seulement libre de vérifier dans le livre lui-même, mais fortement incité à le faire, je ne citerai de l'expérimentation humaine que les conclusions générales. Par exemple :

« En réalité, il n'existe aucun essai clinique rigoureux en pédiatrie. Une tentative récente d'essai contrôlé concernant le traitement d'affections rhino-pharyngées chez les enfants d'une crèche a tourné court, et les résultats partiels obtenus sont tout à fait ininterprétables. »

Les rhino-pharyngites d'enfants sont pourtant un des domaines de prédilection de l'homéopathie, et c'est là que, généralement, on se vante d'obtenir les meilleurs résultats.

Ou encore :

« Si l'on s'en tient aux seuls éléments aujourd'hui disponibles, l'homéopathie apparaît comme un système thérapeutique complexe n'ayant pas fait la preuve qu'il était autre chose qu'une optimisation importante de l'effet placebo, en rapport avec une relation médecin-malade particulière et une prescription personnalisée. »

Quand les homéopathes brandissent leurs expérimentations, ils le font donc avec une certaine légèreté et procèdent par intimidation : souvent en jouant sur la présentation des résultats. Pour ne prendre qu'un exemple, concernant « l'opium 15 CH et reprise du transit après chirurgie abdominale », voici comment les résultats en sont présentés par un homéopathe : le transit reprend *dix heures plus tôt* chez les malades traités que chez les malades n'absorbant que le placebo. Et voici comment on les découvre dans *l'Homéopathie*. Ayant décrit les conditions de l'expérimentation (96 malades, répartis en deux groupes, dans le service de chirurgie générale et digestive de l'hôpital Avicenne de Bobigny), on rapporte la conclusion : « Les auteurs ont noté une différence significative au seuil de 0,035 entre le délai moyen de reprise du transit des gaz du groupe opium 15 CH (*42,65 heures* +− 21,87) et celui des patients du groupe placebo (*52,01 heures* +− 21,96). Il n'existe pas de différence pour la reprise du transit des matières. »

52 heures − 42 heures = 10 heures. Les voilà les 10 heures ! Que ne le disait-on ? 10 heures, sans préciser, c'est beaucoup ou très peu. Comment savoir ?

Quant aux tests de laboratoire, il faut bien parler de celui qui a fait grand bruit dans la presse et qui repose sur le test de dégranulation des basophiles (mis au point par J. Benveniste pour l'allergie). Il a été utilisé par J. Sainte-Laudy et collaborateurs (Paris, 1982) pour étudier l'effet pharmacodynamique de dilutions homéopathiques d'histamine (Histaminum 7 CH) et d'abeille (Apis 7 CH).

« Sont donc mis en présence, *in vitro,* des polynucléaires basophiles provenant du patient allergique ; l'allergène incriminé (allergies diverses pour la série Histaminum 7 CH et allergie au venin de guêpe ou d'abeille pour la série Apis 7 CH), que les auteurs testent systématiquement — six de concentrations différentes; les dilutions homéopathiques : Apis 7 CH et Histaminum 7 CH, ou l'eau distillée 7 CH pour les témoins.

Le résultat est exprimé en pourcentage de dégranulation, le seuil de significativité étant fixé d'après le nombre des cellules comptées.

Dans ces conditions, les auteurs concluent que :

— Histaminum 7 CH bloque complètement, dans 76 % des cas, et de façon significative, la dégranulation des basophiles ;

— en raison du moindre recrutement, le nombre des tests faits avec Apis 7 CH est beaucoup moins important, et si des résultats similaires à ceux d'Histaminum sont enregistrés, on ne peut néanmoins en tirer des conclusions définitives. »

Le commentaire dit :

« Cela est bien, mais aurait été beaucoup mieux si ces faits avaient été confirmés par d'autres équipes, indépendantes de la première. »

On nous dira que cela a été ou sera fait ? On a bien attendu deux siècles pour que l'idée vienne aux homéopathes de faire la preuve expérimentale de leurs exploits.

Plus récemment, une recherche dirigée par le Pr Madeleine Bastide (unité d'immunologie de la faculté de pharmacie de Montpellier) et publiée en 1987, tente d'établir l'action de doses infinitésimales (allant jusqu'à 9 CH) sur les réactions immunitaires de la souris. La conclusion des laboratoires Dolisos, qui ont financé ces travaux, est que se voient vérifiés les deux principes de base de l'homéopathie : l'infinitésimalité et la similitude.

Faute de pouvoir discuter cette expérimentation, on peut pourtant remarquer que :

— de toute façon, elle ne pourra être considérée comme décisive (ainsi que toute expérimentation) que si elle peut être reprise par d'autres auteurs et confirmée par eux ;

— l'homéopathie tend de plus en plus à rechercher les preuves de sa validité dans les laboratoires, estimant sans doute qu'elle élimine ainsi les effets de suggestion dont on la soupçonne, et les difficultés d'expérimentation sur l'homme qui lui sont propres. Cette démarche est compréhensible, mais ne peut pas la dispenser de l'expérimentation humaine qui ne met pas seulement en jeu les réactions subjectives mais aussi les réactions « globales » de l'organisme, si chères aux homéopathes.

En attendant confirmation, on n'a pas le droit de ne pas tenir compte de cette « preuve » (quasi unique), mais pas celui, non plus, d'en tirer de ces conclusions définitives auxquelles les homéopathes sont volontiers portés.

L'enflure du langage

Le discours homéopathique se caractérise souvent par une surprenante enflure. Au hasard :

« Plus que psychosomatique ou somatopsychique, on peut dire de l'homéopathie qu'elle est la seule médecine de l'Occident. »

Elle ne revendique pas, en effet, une filiation avec l'irréfutable sagesse orientale, garantie de la Vérité.

« Il est maintenant démontré que deux particules, dans la mesure où elles ont été en contact à un moment donné, garderont la mémoire de ce contact. »

Maintenant démontré. Quand ? Où ? Par qui ?

« C'est une démarche aussi dénuée de sens d'utiliser des remèdes homéopathiques dans une perspective allopathique,

que, pour un physicien quantique, de se référer à la physique newtonienne[1]. »

Rien que ça ! La physique « quantique », « démontrant que... », il va de soi que l'homéopathie est la seule médecine de l'Occident !

Plus modestement, elle se proclame « globale », « holistique », prenant en considération l'homme « total », morcelé par une médecine analytique, d'organes et de fonctions.

Les laboratoires Boiron, spécialisés dans la production industrielle de produits homéopathiques, bénéficient d'une merveilleuse réussite financière et veulent le faire savoir. (N'est-ce pas là une garantie de leur sérieux ?) Soucieux, donc, d'annoncer leur « admission à la cote du second marché de la Bourse de Lyon », ils énumèrent, sur papier banal, leurs prouesses financières, mais ajoutent à leur envoi un bel opuscule — grand format, papier glacé, photos, quadrichromie, ce qui est banal pour l'industrie pharmaceutique — qui vante les mérites de l'homéopathie. Sur la vingtaine de pages que compte cet opuscule, le texte occupe l'équivalent de deux ou trois pages dactylographiées.

Sur la couverture, en gros caractères (élégants), une seule phrase :

« A lui seul, un granule homéopathique redéfinit entièrement l'univers de la santé de l'homme. »

Nous voilà avertis.

En p. 3 s'amorce l'explication :

« L'évolution des mentalités qui, tous les jours, pousse un nombre sans cesse croissant de médecins et de patients à choisir l'homéopathie *est le reflet de l'avènement d'un nouveau type de comportement de l'homme moderne*[2]. Aujourd'hui, s'ils savent qu'ils doivent parfois se faire soigner, nos

1. Genjis Vithoulkas et Colette Guinebert, *L'Homéopathie. Origines et avenir d'une nouvelle médecine*, Paris, Payot, 1981.
2. C'est moi qui souligne.

contemporains veulent surtout et avant tout “ vivre ” en bonne santé et atteindre au bien-être. Jogging et diététique, thalassothérapie et vitamines, psychothérapie et culte du corps illustrent cette recherche systématique de l’état de santé, condition indispensable pour l’intégration dans le monde moderne. *L’homéopathie est à l’origine de cette évolution*[1], l’accélère, et, par un juste retour des choses, y trouve aujourd’hui son expansion. »

L’homéopathie à *l’origine* d’une évolution des mentalités, d’un nouveau comportement, de la modernité ? On avait beau le savoir, on a comme un vertige. Ce qui est plus nouveau, c’est l’intégration de cette science de l’avenir dans un mouvement de pensée plus large, où elle joue le rôle d’un pilote. Elle ne se contente pas d’être *une* médecine. Elle est une vision du monde à partir d’une doctrine, médicale à l’origine, mais qui a tout bouleversé.

Donc :

« Demain, l’homéopathie deviendra pour l’ensemble des Français une thérapeutique de tous les jours. C’est une idée qui s’impose et qui s’explique :

1. *L’homéopathie est une médecine moderne, efficace et rationnelle*[2]. Sur la base d’une loi de la nature entrevue par Hippocrate *(Similia similibus curantur),* Hahnemann a mis au point une doctrine claire, solide, cohérente.

Son développement international et la confirmation scientifique actuelle viennent cautionner les innombrables succès thérapeutiques qu’elle a accumulés depuis bientôt deux siècles, autant dans les maladies de terrain que dans les maladies aiguës ou infectieuses.

2. *L’homéopathie est une thérapeutique non toxique et non agressive.* C’est un fait reconnu et essentiel dans notre société : l’OMS considère que les maladies liées à l’utilisation

1. C’est moi qui souligne.
2. Ce n’est plus moi qui souligne.

d'un médicament sont devenues le 7ᵉ fléau mondial (maladies iatrogènes). L'homéopathie répond à la devise des médecins : " *primum non nocere* " (d'abord ne pas nuire).

3. *L'homéopathie est une médecine globale* considérant l'homme comme un tout indissociable.

4. *L'homéopathie est également une médecine préventive,* en particulier du fait de son action équilibrante sur le terrain de chaque individu.

5. *L'homéopathie est une thérapeutique économique.* Plusieurs enquêtes montrent que les patients traités régulièrement par l'homéopathie ont une consommation médicale globale bien inférieure à la moyenne française. »

Tout y est. Rationnelle, scientifique, globale, préventive, non toxique, non agressive, économique, moderne, efficace, l'homéopathie est confirmée par la science actuelle, par son ancienneté et par « plusieurs enquêtes ». Je regrettais que ces savants-là ne parlent pas latin ; ils ne dédaignent pas de le faire. Un seul mot manque : « naturelle », mais c'est tout de même une « loi de la nature » découverte par Hahnemann qui a permis la mise au point de cette doctrine (oui, doctrine) « claire, solide et cohérente ».

On imagine mal que Pasteur, Selye, Fleming, ou n'importe quel savant s'exprime de la sorte. Même les laboratoires ordinaires n'osent pas. Ils se croient tenus — et le sont par la loi — de fournir des preuves, des références, des explications.

Mais peut-être va-t-on nous en donner ? En effet : « L'homéopathie pose un problème à la science : comment des doses infinitésimales peuvent-elles agir ? »

C'est tout simple : en affirmant qu'elles agissent :

« Hahnemann, pionnier de la médecine scientifique, a constaté directement l'efficacité thérapeutique sur le terrain. Après lui, des millions de médecins et de patients ont expérimenté et constaté le bien-fondé de ses théories... »

Alors, où est la question ?

« Et les nombreuses personnes sauvées du choléra, au XIXe siècle, ne se sont pas posé la question : “ Comment ça marche ? ” »

« Deux hommes, en 1932, ont décidé de s'attaquer à ce problème. Deux Français, scientifiques de formation, convaincus à la fois de l'efficacité et du bien-fondé de cette thérapeutique, s'attachent à mettre en évidence l'efficacité des dilutions hahnemanniennes. »

Que le lecteur ne s'impatiente pas. Il n'aura jamais la réponse ; on ne nous dira jamais les résultats de la « recherche », des « expérimentations contrôlées » ; on saura seulement que, « symbole de la réussite de ces années de travail en collaboration avec des chercheurs du monde entier, cette fondation constitue une plate-forme de développement pour les années à venir ».

Quand elle parle d'elle-même, l'homéopathie perd tout contrôle. Elle devient un peu folle. Quand il concerne la médecine et le corps, le discours des homéopathes évoque irrésistiblement celui du critique littéraire qui, à l'époque où le nouveau roman triomphait, s'était amusé à faire du dernier Robbe-Grillet une critique qui ressemblait à ceci : « De 17,3 cm de long, 12,6 de large et 1,5 d'épaisseur, de forme rectangulaire, il est recouvert sur sa face supérieure d'une couverture blanche, légèrement cassée de jaune, parcourue à 8 cm des quatre bords d'un filet rouge de 0,3 mm de largeur. Le titre, inscrit sur cette face, en lettres majuscules noires, etc. »

Ni analytique ni morcelante, cette critique était on ne peut plus holistique et parlait, on ne le niera pas, du livre global, dans sa totalité !

Peut-être aurait-on même pu ajouter que, mis au feu, le livre brûlait, en dégageant une fumée âcre, éclairée de lueurs orangées et émeraude, que, imbibé d'eau, il se gondolait, et, taché de vin, se colorait en rose (à condition, bien sûr, de ne pas utiliser du vin blanc pour cette expérimentation). On aurait sûrement ainsi découvert quelques analogies très éclairantes et enfin reconnu l'Esprit du papier.

La doctrine homéopathique renvoie donc à une série de notions (« structure », « analogie », « infinitésimalité », « terrain », « diathèse », « réaction de défense ») dont on ne sait rien, sinon que ce sont des moyens purement verbaux de désigner ce qui se passe. C'est, bel et bien, la « valeur dormitive de l'opium ».

Et ce qui devient évident à ce stade, c'est que l'homéopathie ne s'est pas constituée du tout en rupture avec les médecins des comédies de Molière, mais bel et bien en continuité avec eux et en rupture avec la médecine qui, dès ce moment-là, prenait son essor et essayait d'échapper à ce verbalisme pseudo-explicatif.

Tout ce qu'on va chercher chez elle — le malade considéré comme une totalité et comme une personne singulière, l'importance accordée au terrain et aux mécanismes de défense —, la médecine peut nous donner, malgré tous ses défauts, la possibilité de le trouver (la psychosomatique, l'immunologie), mais pas l'homéopathie qui ne fait que s'en donner et nous en donner l'illusion en faisant appel à des notions sans consistance et sans référence.

Tout cela ne « *prouve* » pas que la théorie de l'homéopathie est absurde ni que cela ne « marche » jamais. (Qui peut *prouver* qu'être Scorpion ne détermine pas un destin ou qu'il est recommandable de dîner à treize ?) Cela prouve simplement que, pour y croire, il faut diablement vouloir « croire », et admettre sans rechigner que :

— dans sa bienveillance malicieuse, la Providence a distribué dans le monde naturel d'une part les maladies dont nous souffrons (que la médecine s'échine à identifier depuis des siècles, qu'elle s'efforce d'expliquer et de guérir), et, d'autre part, des substances capables de reproduire, à doses toxiques, les semblables de ces maladies. Et qu'elle a patiemment attendu qu'un homme de génie fasse le rapprochement inattendu entre les deux et réduise la médecine à cette similitude ;

— des dilutions infinitésimales de ces substances, allant jusqu'à l'absence de produit actif, agissent sur des maladies naturelles qui ressemblent aux maladies provoquées, et cela grâce à un discernement tout particulier de l'organisme malade capable d'entendre ce « message » parmi tous ceux qui l'assaillent ;

— au regard de cette révélation, les découvertes de la médecine peuvent être considérées comme nulles et non avenues, comme non susceptibles, en tout cas, de rien modifier de la doctrine et de la pratique révélées ;

— « ça marche », puisqu'on le dit, et ce, sans qu'on ait besoin d'attendre pour l'affirmer de pouvoir en apporter la preuve ;

— si les expérimentations ne sont pas convaincantes, la faute en est aux impératifs inadaptés de la médecine officielle, qui impose sa loi « scientiste » aux expérimentateurs ;

— d'ailleurs, les expérimentations sont quand même convaincantes ;

— peu importent les expérimentations (concessions absurdes à une conception différente du monde) puisque le consensus des satisfaits est là.

Admettre tout cela à la fois ne va quand même pas de soi !

Pour ce qui est de la seule homéopathie (mais elle est la plus pratiquée, la plus puissante et la plus représentative des médecines douces), on peut au contraire conclure provisoirement que :

— elle ne « marche » probablement pas aussi souvent ni aussi bien que la rumeur veut bien le dire ;

— que les justifications théoriques ne sont guère convaincantes ;

— que le bénéfice du doute ne peut pas, raisonnablement, jouer en sa faveur. Mais que, au contraire, l'intime conviction de toute personne sensée ne peut que jouer contre elle.

Avec, cependant, des circonstances atténuantes :

— elle peut sans doute aider, dans certains cas, ceux qui y croient ;

— elle a, en apparence, certains mérites, qui la distinguent d'une pratique médicale rapide et irrespectueuse. En effet, les bons homéopathes s'attachent à recueillir tous les symptômes, même les plus discrets, et prêtent à leurs patients une grande attention. Ils procèdent à un examen et surtout un interrogatoire extrêmement minutieux, et tiennent compte de détails — la sensibilité au froid et au chaud, à l'humidité et à la sécheresse, la latéralité, l'horaire des troubles, leur rythme, etc. — dont la médecine se désintéresse pour la plus simple raison qu'elle ne sait qu'en faire. Leurs interventions ne sont pas ponctuelles et brutales ; ils « accompagnent » leurs patients dans leur maladie. Et quand, par bonheur, ils parviennent à se débarrasser — jamais complètement, hélas — de la phraséologie qui rend si pénible et décourageante la lecture de la littérature homéopathique, ils témoignent d'intentions et d'ambitions qu'on pourrait parfaitement partager.

Mais, en fait (nous le verrons plus loin), cette attention minutieuse est trompeuse. Tous les signes recueillis ne visent pas une meilleure connaissance de la personne globale du patient, mais seulement l'établissement d'un diagnostic très concret et limité de la maladie. L'homéopathe est, comme le médecin, un mécanicien, mais un mécanicien vétilleux. C'est déjà ça, c'est vrai.

Mais le résultat en est que, alors que la médecine pourrait tenir les promesses faites par l'homéopathie, c'est, paradoxalement, à l'homéopathie, qui en est bien incapable, qu'on demande de tenir les promesses imprudentes de la médecine : tout résoudre médicalement.

Le moins qu'on puisse dire est donc que l'homéopathie n'emporte pas la conviction. Si sa doctrine ne peut pas être déclarée fausse — et encore moins vraie —, elle penche plus du côté de l'improbable que du probable, et elle n'est réputée efficace qu'en raison d'un consensus fragile (du point de vue scientifique où elle-même se place) et d'une expérimentation dont les résultats sont douteux.

Considérée d'un point de vue rationnel, scientifique, elle pourrait donc, au mieux, susciter une curiosité dubitative. Ou, pour ceux qui font profession de tolérance et d'ouverture, un préjugé prudemment favorable. Mais, en aucun cas, une adhésion inconditionnelle. Et ce qui est vrai pour elle l'est aussi pour les autres médecines douces. A l'exception cependant de l'acupuncture qui pose un autre problème, ou, si l'on veut, qui pose le même problème mais autrement. (Nous verrons plus loin pourquoi.)

Pourtant, des personnes sensées, appartenant plutôt à des catégories socioculturelles moyennes ou supérieures à la moyenne, n'hésitent pas à lui accorder leur confiance, et regardent avec suspicion ceux qui osent la critiquer.

A ce stade de notre analyse, la question ainsi posée ne supporte qu'une réponse : ça les arrange. Ils y croient parce qu'ils ont besoin d'y croire. Et, pour pouvoir y croire, de ne pas savoir.

De toutes les personnes que j'ai pu interroger — adeptes et non-adeptes —, pas une seule n'a été capable de dire quelle était la théorie homéopathique. A peine évoquait-on le sempiternel principe « du mal par le mal » qui ne veut strictement rien dire quand on ne sait pas comment on l'applique. Mais suivaient immédiatement les bonnes raisons qu'on avait de soutenir — ou, pour les non-adeptes, de regarder avec indulgence — une doctrine dont on ne savait pratiquement rien. Dont, de toute évidence, on ne voulait rien savoir. (On admettra pourtant que la doctrine en question n'est pas d'une complexité telle qu'elle puisse décourager un esprit moyennement doué.)

Ce besoin d'y croire est fait du besoin général de croire et, plus précisément, du besoin de croire cela plutôt qu'autre chose.

Notre époque est, sans aucun doute, favorable aux croyances. Que la vogue des médecines douces soit contemporaine de la prolifération des sectes, du triomphe de l'astrologie, de la communication avec les morts, etc., n'est sûrement pas l'effet du seul hasard. La victoire sur le nazisme avait fait espérer que défendre la raison et la morale, par la raison et la morale, avait un sens. L'expansion économique et scientifique — et médicale — qui a suivi laissait croire que la science était forcément bienfaisante et qu'elle allait permettre une distribution rationnelle et juste du bien-être (et du bonheur ?). Mais la crise économique, scientifique (et morale) ne laisse plus de place qu'au réalisme. Et surtout, a surgi un sentiment général d'insécurité, et, par voie de conséquence, de méfiance à l'égard de tout ce dont on avait cru pouvoir attendre la liberté, l'épanouissement et la sécurité de chacun et de tous : la raison, la science, l'État, l'organisation rationnelle de la solidarité. Le « consensus » politique sur un pragmatisme au ras du sol, éclairé seulement par quelques lueurs sentimentales (Restaurants du cœur, SOS-Racisme, mouvement étudiant, etc.) et par un retour des valeurs intégristes ou nationalistes, n'a pas de quoi exalter les esprits et susciter de grands élans.

Or, l'idéologie ne supporte pas le vide. Il fallait donc se tourner vers autre chose, vers des « valeurs » qui respecteraient en même temps un sens réaliste du monde et des aspirations morales : être à la fois guerrier et contre la violence ; promouvoir l'ordre, l'entreprise et être pour la douceur ; adhérer à l'explosion du nucléaire (civil et militaire) et être pour le respect de la nature ; se résigner à l'injustice, au chômage et purifier son corps. Et prôner des médecines « alternatives ».

Ce sont ces valeurs, leur bien-fondé, la légitimité de leur récupération par les médecines douces, et les conséquences de cette récupération sur la raison et la morale que nous allons examiner maintenant.

II

L'IDÉOLOGIE

La raison
(de la défiance au défi)

Les discours des partisans des médecines douces forment un ensemble en apparence très cohérent. Que ceux qui les tiennent soient soignants ou soignés, militants ou simples sympathisants, qu'il faille défendre ces médecines contre ses détracteurs éventuels ou réels et quelle que soit la médecine douce, les arguments sont à peu de chose près toujours les mêmes. On peut même dire que *c'est beaucoup plus l'unité du discours qui permet de parler des médecines douces comme d'un ensemble homogène que leur réalité très hétérogène.* Et, nous l'avons déjà dit, c'est ce discours et ce qu'il sous-entend qui nous intéresse.

Contrairement à la médecine — dite dure —, les médecines douces auraient le mérite de s'adresser à l'*homme total :* leur objet n'est pas le corps isolé, morcelé et mécanisé de la médecine, mais un corps habité d'énergies, considéré comme un ensemble communiquant lui-même avec un *Tout* : l'univers physique et spirituel dans lequel il baigne et qui lui donne son sens.

Elles seraient en mesure de respecter et de rétablir l'*harmonie* de l'être souffrant, en se servant des *lois naturelles* que la médecine s'obstine, elle, à violer. La connaissance de ces lois et des moyens de guérir grâce à elles, et non contre elles, ne procède pas de la science, enfermée dans son positivisme, mais d'*intuitions* dont les succès thérapeutiques confirment la validité.

Et c'est parce qu'elles connaissent la nature et la respectent que les médecines *douces* ne sont pas dangereuses tandis que la médecine, avec ses petites vérités partielles qui méconnaissent le Tout, et ses moyens brutaux qui le contrarient, est d'une intolérable agressivité. Et d'un impérialisme borné qui limite la *liberté du malade* et la capacité de chacun de prendre sa santé en charge.

Les limites de la raison, le respect de la nature, le refus de la violence, la reconnaissance du corps comme un tout, partie d'un autre tout, le besoin de pureté, l'omniprésence d'un mystère impénétrable mais utilisable, la défense du patient contre le pouvoir médical, sont donc les idées force de ce discours. On peut les partager. L'étonnant est qu'on puisse attendre des médecines douces qu'elles leur donnent quelque réalité, et qu'elles satisfassent les désirs que ces idées expriment, et qu'on ne s'aperçoive pas — ou qu'on ne veuille pas voir — qu'elles détournent les unes et trompent les autres.

Il va donc falloir maintenant examiner ces « idées » et ce que ces médecines en font. Et d'abord : la raison.

Quelle raison ?

On perdrait son temps en opposant d'emblée la raison aux médecines douces puisque c'est la défiance à son égard et, en particulier, à l'égard de la raison scientifique, qui fait leur succès.

Il est en outre évident que la raison n'a pas réponse à tout, ne peut pas donner le sens des choses, qu'elle est limitée et que son usage peut être dangereux. Mais on peut aussi essayer de montrer qu'elle est également ce qui peut le mieux mesurer et combattre ces dangers et que rien ne la condamne à ne pas déplacer — sinon dépasser — ses limites.

En examinant les attitudes que toujours on lui oppose, on comprendra mieux aussi pourquoi les médecines douces utilisent et alimentent la défiance à son égard et pourquoi elles ne peuvent être jugées qu'à sa lumière.

Il ne peut pas être question, ici, de disserter sur des sujets comme la Raison (et la Nature, la Connaissance, etc.). Aussi n'est-ce pas mon ambition. Je voudrais seulement préciser le rôle que la raison scientifique peut et doit jouer en médecine et savoir s'il est légitime de lui opposer une « autre » raison : la magie, la pensée religieuse, etc.

Par raison, j'entendrai seulement ce à quoi tout le monde pense, que ce soit pour la disqualifier ou pour s'en réclamer : les facultés de l'esprit grâce auxquelles on peut s'efforcer d'introduire dans le désordre apparent des phénomènes un ordre intelligible, en découvrant des lois et sans recourir à des hypothèses invérifiables ou irréfutables. Cette raison scientifique ne se résume pas au bon sens, elle n'a pas pour seul but une action pragmatique, elle ne vise pas à « avoir raison » à tout prix, ni à nous apprendre à être « raisonnables ». Elle n'est que le cadre conceptuel d'une action « raisonnée », d'une pensée « rationnelle ».

Elle se distingue, par son contenu, de la raison mystique (voir, à ce sujet, Henri Atlan[1]) et, par sa forme, de la déraison, de l'irrationnel, du magique, etc., c'est-à-dire de ce que, au nom des médecines douces, on lui oppose. Ces médecines ont beau, en effet, se réclamer de la raison et de la science, elles ne peuvent pas empêcher que toute contestation dont elles sont l'objet suscite immédiatement une remise en cause des droits de la raison, un rappel de ses limites et de ses dangers. Et l'évocation d'une « autre raison ».

Mon souci, ici, n'est pas de discuter l'existence ou la validité de cette éventuelle « autre » raison, mais de savoir si, en médecine, elle serait plus pertinente que la raison

1. Henri Atlan, *A tort et à raison. Intercritique de la science et du mythe*, Éd. du Seuil, coll. « Science ouverte », 1986.

scientifique. En d'autres termes, le problème n'est pas de reconnaître ou non l'existence de ce qui se dérobe à la maîtrise de la raison mais de savoir ce qu'on en fait, de savoir si, ayant admis que par elle on ne comprend pas tout, on doit s'efforcer de comprendre le plus possible de ce qui est rationnellement accessible — ce qui implique qu'on respecte le mystère et l'inconnu, et qu'on supporte éventuellement un certain non-sens — ou bien s'il faut prétendre qu'on peut, par d'autres moyens, pénétrer le mystère, connaître les lois de l'inconnu, et agir grâce à cette « autre » connaissance.

Le problème n'est pas non plus de comprendre les « raisons » des conduites ou des pensées contraires à la « raison ». Ces « raisons » ne leur conféreront jamais la moindre rationalité. Les raisons de la déraison n'en font pas une raison.

Ces raisons, à vrai dire, ne manquent pas. Et, en premier lieu, cette évidence : notre destin est davantage gouverné par ce que nous ne savons pas ni ne comprenons que par ce que nous pouvons connaître, interpréter, deviner. Le non-prévisible est, dans notre expérience, plus déterminant que le prévisible. Et c'est, apparemment, insupportable. Ce à quoi nous ne pouvons pas, par la seule raison, accéder, et dont cependant nous dépendons, il nous faut donc bien, d'une manière quelconque, le rendre accessible et maîtrisable. A défaut d'un savoir rationnel, assuré, des « signes » devraient nous permettre d'interpréter les puissances obscures qui règnent sur nous, et nous devrions pouvoir par d'autres « signes » nous concilier leurs faveurs ou désarmer leur hostilité.

A cette angoisse commune, qui alimente le besoin de croire, s'ajoutent, bien sûr, des motifs plus objectifs de se méfier de la raison et de la médecine qui en découle : leurs limites et leurs dangers. Et, pour la médecine, ces dangers et ces limites sont encore aggravés par une évidence : nous ne sommes pas seulement un corps. Et, en fait — nous allons le voir —, tous les arguments opposés à l'usage exclusif de la raison en médecine sont des variations autour du rôle de l'esprit : Dieu ou les dieux, l'Esprit, les esprits bons ou mauvais, des puissances non définies, le cosmos, l'âme universelle, etc. Mais nous allons voir aussi que, pour une fois, les médecines douces tiennent leurs promesses : elles défient bien cette raison dont on se défie, mais sans pour autant faire référence à une spiritualité quelconque.

La confusion

Pour la médecine, l'Esprit est simplement notre esprit, notre *psychisme.* Et il pose déjà bien des problèmes. Il obéit à d'autres lois que celles du monde physique, et, sans qu'on sache bien comment, sa présence modifie tout : aussi bien les mécanismes du corps et la perception que médecins et malades peuvent en avoir que l'action qu'on peut exercer sur lui. Mais, ici encore, la question qui se pose alors n'est pas de nier ou d'affirmer la présence et l'action du psychisme mais de savoir ce qu'on en fait : ou bien on le constitue comme objet d'étude scientifique — à l'aide d'autres modes de pensée, avec d'autres instruments mais toujours rationnels —, ou bien on en fait le territoire de puissances obscures, connaissables et utilisables par des moyens occultes. Grâce à quoi, en général, il disparaît au profit de ces forces dont il n'est plus que le médiateur : les astres, le cosmos, les énergies, etc. n'ont rien à voir avec les lois du fonctionnement psychique; la conscience ne fait qu'enregistrer et transmettre leurs ordres.

Que nous ne soyons pas seulement un corps explique que nous soyons sensibles à cette autre évidence : la médecine est la seule science, ou se prétendant telle, dont l'objet — *la vie, la souffrance et la mort* — soit exactement le même que celui des philosophies et des religions.

Il est généralement entendu que ces dernières s'attachent surtout à donner un *sens* à notre existence et au monde, et que la science, au contraire, s'est constituée en s'arrachant à cette quête de sens pour se consacrer à l'acquisition de *connaissances* et d'instruments objectifs. Il n'en reste pas moins que de cette communauté d'objets naissent une confusion permanente (nous aspirons à connaître et le comment et le pourquoi des choses) et une contamination réciproque entre sens et savoir, médecine et magie, science et croyance. La raison elle-même, comme loi du fonctionnement de l'esprit, peut être présente des deux côtés, mais différemment. Pour elle aussi, le risque de confusion et de contamination est constant.

La médecine « officielle » s'est constituée comme science en reconnaissant, en principe, son incapacité à donner un « sens » aux choses et en usant de la raison pour acquérir des connaissances. Elle a posé que le corps humain était connaissable, qu'on pouvait comprendre ses désordres et les traiter logiquement, que les maladies n'étaient pas l'effet de puissances obscures mais de causes et qu'elles pouvaient être combattues par des moyens découverts par la science (dans la nature, dans des laboratoires, sur des tables d'opération) et pas seulement par des prières, des incantations ou des exorcismes (fussent-ils déguisés en procédés scientifiques).

Mais, bien sûr, la médecine ne s'est pas totalement affranchie d'un manichéisme souvent naïf. Même identifiées et vaincues, les causes conservent une coloration magique, comme si elles n'étaient que les ambassadeurs ou les masques de forces mauvaises innommées et inconnaissables rationnellement. L'idée demeure qu'il faut combattre la « faute » par un militantisme résolu. On ne peut pas toujours s'empêcher de voir la maladie comme une sanction du péché (ou de la désobéissance aux lois de la médecine), le traitement comme une expiation et la guérison comme une absolution. Toute la prévention, par exemple, fonctionne comme une quête du salut, et ses injonctions ont des airs de catéchismes. Manger « sainement », absorber quotidiennement des vitamines et des sels minéraux, courir, rester mince... ont la même fonction que des prières et des gestes conjuratoires. On les accomplit scrupuleusement pour apaiser les forces mauvaises et se concilier la bienveillance de la déesse Santé. Oubliant l'historicité de son savoir, la médecine peut même se mettre à croire que ses vérités, partielles et provisoires, sont, comme une Vérité révélée, définitives et totales. Elle s'enferme alors dans des rêves et des conduites d'omnipotence.

Mais quand elle se comporte ainsi, c'est, en quelque sorte, malgré elle. Elle est alors en contradiction avec ce qu'elle a d'essentiel : son exigence scientifique, et elle est infiltrée par ce qui devrait lui être étranger : la croyance. Nous l'avons déjà dit, la médecine n'est jamais plus en défaut et « dure » que lorsqu'elle se laisse aller à ressembler aux médecines douces, quand son savoir se fige en dogme, quand elle se met à dire le Bien et le Vrai.

Elle accrédite alors, de surcroît, des idées — qu'elle serait susceptible de résoudre tous nos problèmes, de nous assurer le bonheur et de vaincre la mort pour peu que nous obéissions à ses lois — qui l'apparentent aussi aux médecines douces. Et qui, du même coup, font leur jeu. Comme la médecine est, en effet, incapable de tenir de telles promesses, on est tenté de croire que ce ne sont pas ces promesses qui sont absurdes, mais que seuls sont inefficaces les moyens de la science. On attend alors des médecines douces qu'elles tiennent des engagements auxquels, se substituant aux religions, la médecine a l'imprudence de souscrire (explicitement ou, plus souvent, implicitement).

L'exemple du SIDA montre à quel point, en médecine aussi, savoir et sens peuvent se contaminer. La découverte de la maladie, de son mécanisme, de ses causes, de son épidémiologie s'est faite avec une étonnante rapidité et une grande clarté : un triomphe incontestable de la raison scientifique. Pourtant le discours médiatique et politique et même les propos de certains scientifiques sont tout imprégnés de religiosité. Le SIDA n'est plus une simple maladie, mais la punition du péché, de la sexualité (« anormale » mais aussi, on insiste beaucoup sur ce point, « normale »). Il permet enfin de dénoncer la « pseudo-libération » des mœurs. La coïncidence de son apparition avec la présence au Vatican du pape le plus réactionnaire dans ce domaine ferait croire en Dieu le plus agnostique des hommes. On parle sans vergogne d'une nouvelle peste (ce qui ferait penser qu'on ignore vraiment tout de la peste, de ses ravages, de ses modes de transmission, mais qu'on se souvient très bien que la peste passait pour une malédiction du Ciel). Quand on se veut compréhensif et tolérant, on ne fait pas raisonnablement appel au respect et à la liberté, mais à la charité. Quand, au contraire, on se réjouit de la revanche du moralisme, on parle des « sidaïques » et de « sidatorium ». (Pas encore de camps.) On devrait pourtant se rappeler que, même si la simple toux pouvait contaminer un grand nombre de personnes, on n'a jamais conduit les tuberculeux dans des sanatoriums entre deux gendarmes masqués, et se rappeler que la syphilis a fait des ravages et suscité les mêmes terreurs et les mêmes discours, sans qu'il vienne à l'esprit de personne d'isoler les malheureux qui en étaient frappés.

Que la médecine soit le siège d'une tension entre son exigence scientifique et la tentation d'avoir à répondre à tout et de faire la leçon n'est, tout compte fait, pas bien grave : ce qui la fait bouger, ce qui l'oblige constamment à se remettre en question, finit généralement par triompher de ce qui, en son sein même, insiste pour la figer en dogme, et en dogme moralisateur.

La coexistence, en elle, de ces deux pôles, représente cependant un danger : celui de susciter une double réaction négative ; on lui reproche à la fois son assurance et ses incertitudes, ses limites et ses armes. Et, bien entendu, ces reproches sont à la mesure de ses connaissances et de son efficacité. Serait-elle ignorante et sans effet qu'on ne lui en voudrait pas à la fois d'être efficace, donc dure, et de ne l'être pas toujours, de prétendre tout savoir et de ne pas tout savoir. La seule issue pour elle n'est pas de renoncer mais de rester scientifique. Elle n'encourrait pas alors tous ces reproches. Subissant la contagion du sens, elle les mérite.

De leur côté, philosophies, mythes et religions ne rendent pas toujours à César ce qui est à César. La pensée religieuse ne se contente pas d'infiltrer l'esprit des médecins et des patients de toute médecine ; elle inspire aussi des médecines qui lui sont propres, qui interprètent et traitent les maladies à partir de sa représentation du monde. Le sens inspire une « autre » connaissance du corps et de l'esprit malades. L'esprit et le corps ne sont plus alors que le lieu de forces qui les dépassent et sur lesquelles on agit à l'aide de gestes significatifs : des cérémonies, des prières, des danses sacrées, le tambour des chamans, etc.

Les médecines traditionnelles, d'inspiration religieuse ou autre, ne peuvent pas laisser les médecins indifférents : elles leur rappellent opportunément que le corps — et la personne — ne sont pas seulement des mécaniques coupées du monde. On peut en tirer des enseignements. Mais, même devenues objets d'une étude rationnelle et sources d'enseignement, ces médecines « traditionnelles » ne sont pas pour autant rationnellement fondées. Leur vérité dépend d'un acte de foi. Et, seraient-elles efficaces qu'on ne pourrait pas pour autant déduire une vérité quelconque de leur représentation du monde, de la maladie et de ses traitements. En effet, les magnétiseurs, les hypnotiseurs et les sorciers guérissent aussi sans que pourtant leurs procédés renvoient à quelque representation que ce soit. Ce que font les uns et les autres ne prouve ni n'infirme les « connaissances » sur lesquelles ils fondent leurs procédés, ni même que ces « connaissances » en soient la condition nécessaire. On peut soigner de la sorte sans croire en rien, en étant convaincu que le foie est le siège de l'âme.

Et, surtout, même si ces médecines nous rappellent que la maladie d'une personne ne peut pas se réduire à ce que la médecine positiviste en dit, ni son traitement se résumer à ce que cette médecine propose, cela ne les autorise en rien — et *a fortiori* les médecines douces — à tenir pour nulles les connaissances accumulées par la science. Pour que ces médecines cessent d'être des objets de réflexion, pour qu'on leur accorde du crédit en tant que médecines, il faudrait qu'elles intègrent et dépassent les connaissances scientifiques, et non pas qu'elles les ignorent et/ou les récusent.

Du moins les médecines traditionnelles se donnent-elles généralement pour ce qu'elles sont. Elles ne s'affublent pas du masque de la scientificité. On peut les refuser avec les religions dont elles sont le prolongement. On peut aussi accepter ces religions en renonçant, au profit de la médecine scientifique, aux conceptions de la maladie et du traitement qu'elles ont, en un autre temps, inspirées. La seule attitude qui soit difficilement imaginable serait de ne retenir d'elles que des pratiques coupées de la représentation qui les fonde. Ou, pire encore, de traiter la « connaissance » mystique comme si elle était une connaissance technique.

C'est pourtant ce que font certaines médecines douces. Elles portent cette ambiguïté entre sens et connaissance à son point le plus haut. Et le plus creux. Elles ne peuvent de ce point de vue être assimilées ni à la médecine scientifique, fût-elle imprégnée de religiosité, ni à des médecines d'inspiration religieuse. Mais elles jouent sur les deux tableaux.

Elles sont bien, comme toute religion, le fruit d'une *révélation* (dont un prophète a été frappé) ; cependant cette révélation n'est pas celle d'une représentation du monde, mais celle d'une vulgaire *idée :* que l'oreille ou l'iris figurent la totalité du corps, que notre équilibre dépend de celui de nos vertèbres, que la nature est bonne, donc les plantes supérieures à la « chimie », que nos maladies obéissent à la loi de similitude et guérissent grâce aux doses infinitésimales, etc. Cette idée est érigée en *doctrine* univoque et totalisante, comme si elle pouvait *tout* expliquer. Comme si elle donnait un sens à tout.

En raison de cette vision « totalisante » dont elles se flattent, on les crédite volontiers d'une proche parenté avec des traditions détentrices de sagesse. Mais, pratiques découlant de doctrines qui singent les théories scientifiques, elles sont dépourvues en réalité de toute communication mystique avec un autre monde, de tout savoir transcendantal.

Et, alors que la pensée religieuse ou la sagesse établissent une continuité sans faille dans leur représentation du monde (entre le cosmos, les dieux, l'esprit, le corps, le sens des choses et la perception qu'on en a), alors que la science introduit une discontinuité pragmatique, non seulement dans son objet (elle morcelle, analyse, découpe) mais aussi dans sa pensée (elle varie avec le champ de son action), les médecines douces, elles, isolent une petite partie du réel pour en faire le représentant du tout, de la globalité. Il n'y a certes pas de discontinuité à l'intérieur de son territoire, mais ce territoire est coupé de tout.

Et c'est ce qui fait, pour une grande part, leur succès : religions sans représentation, sciences non démontrées, elles sont reçues comme si elles étaient porteuses à la fois de sens et de savoir. Elles tirent profit d'être à la fois une science et une religion et en même temps de n'être ni l'une ni l'autre.

Parce que mystérieuses, et généralement objet d'une ignorance délibérée, elles donnent l'illusion de communiquer avec une vérité secrète et absolue, même si cette vérité, contrairement à celle des religions, est une idée plate et concrète. Elles adoptent volontiers un langage pseudo-scientifique, mais sans que ce langage se réfère à rien. Grâce à quoi, elles sont épargnées et du discrédit qui frappe une science devenue arrogante et brutale, et de la déception méfiante qu'inspirent les religions. Comme par magie, tous les problèmes sont ainsi résolus : vidés de leur contenu et arrachés à leur territoire respectif, savoir et sens ne risquent plus de s'exclure ou d'entrer en conflit. L'unité de la pensée et de l'action est enfin rétablie : le sens est efficace et le savoir chargé de sens.

Le procès de la raison

Dans son domaine, la science médicale n'a pas, en principe, à répondre à ce besoin : libre à chacun de trouver un sens ailleurs, de croire ailleurs, ou de supporter de ne rien croire. Pourtant, elle souffre de ne pas y répondre et elle pâtit d'avoir partie liée avec la raison, avec la recherche de connaissances et d'efficacité. On ne pardonne en effet pas à la médecine d'être prisonnière d'une raison contraignante et limitée, et on ne pardonne pas à la raison scientifique d'être responsable des excès et de la dureté de la médecine. Et les médecines douces en bénéficient.

1. La défiance

La raison, c'est vrai, n'a pas bonne presse.

On ne s'adresse pas très volontiers à elle pour persuader. Pour rendre la « communication » et l'information plus convaincantes, elle ne sert, au mieux, qu'à découvrir et codifier les moyens les plus sûrs de mobiliser les passions. La publicité ne vante pas les qualités objectives et démontrées d'un produit, mais associe son image à ce qui, symboliquement, est susceptible de « motiver » le consommateur. Et les publicitaires qui maintenant dirigent les campagnes électorales ne dictent pas seulement le « look » des hommes politiques, la manière de faire « passer » un message, mais par la force des choses, le contenu même de ce message, en fonction de ce qui peut « passer ».

Les sondages d'opinion sont devenus des critères de la vérité. Les idées ne sont pas jugées en fonction de leur rationalité. Elles se démodent, deviennent « obsolètes », « dépassées ». « On ne peut plus » penser ou dire certaines choses, non pas parce qu'elles sont tout à coup devenues fausses ou stupides, parce qu'elles ne sont plus fondées ni démontrées, mais parce que ça ne « marche plus ». Parce que ce n'est plus le moment.

Elles sont, en outre, l'objet d'une constante suspicion : la psychanalyse nous ayant appris que nos pensées étaient au service de « quelque chose » en nous, on croit pouvoir, de ce fait, les disqualifier. Comme si le petit garçon qui dit : « Tu prétends que je suis trop gros parce que tu es jaloux », démontrait, ce faisant, qu'il n'est pas gros. Comme si les pires sentiments ne pouvaient pas inspirer des idées justes et les sentiments les plus élevés des idées fausses.

Si les sciences humaines ne sont pas réduites à des études de marché ou d'opinion, à la définition astrologique ou graphologique de la personnalité, ou à la modification « scientifique » des comportements, elles ne sont pas prises au sérieux. Et qu'on puisse songer à analyser « scientifiquement » les mécanismes sociaux, et à en déduire une modification rationnelle de la société, ne suscite plus qu'horreur et sarcasme.

En revanche, il est vrai, on « rationalise » le travail et on « rationalise » les ventes. Le problème n'est pas de comprendre scientifiquement l'être humain, mais de savoir comment on peut scientifiquement obtenir de lui un meilleur rendement, comment on peut scientifiquement, à des fins commerciales ou politiques, exploiter ses désirs secrets, son besoin de croire et d'être rassuré.

Et encore, jusque-là, la raison n'est-elle pas vraiment niée : elle est simplement mise au service d'options où sa part est douteuse ou modeste (on verra qu'il en est ainsi pour les médecines douces). Que l'astrologie puisse être traitée par ordinateur est un exemple spectaculaire de cet asservissement de la raison et de la technique à une croyance.

Mais il arrive aussi que la raison soit franchement et ouvertement bafouée. Ou tout simplement absente. Des sectes folles ou criminelles, des religions farfelues, des partis politiques ne se contentent plus de détourner la raison à leur profit. Ils s'en moquent. Ils ont compris qu'une démonstration rationnelle suppose qu'avec des données un peu différentes, à d'autres moments, on pourrait démontrer l'inverse de ce qu'on vient de démontrer, et qu'au contraire, une affirmation non démontrée, exprimant un préjugé, exclut toute discussion. Que l'eau X « purifie les cellules », que l'oreille est une représentation du corps et, aussi bien, que les immigrés « mangent le pain des Français » n'a pas à être démontré ou contredit. C'est vrai puisqu'on l'affirme.

En fin de compte, on ne fait plus confiance à la raison pour rien : pas seulement pour donner du sens aux choses, mais aussi pour résoudre des problèmes sociaux, affectifs, économiques, esthétiques. Ou médicaux. On lui reproche même d'aggraver ces problèmes en laissant croire qu'elle pourrait les résoudre : si on ne voulait pas introduire un ordre rationnel dans la marche du monde et de nos esprits, tout irait mieux ; la nature parlerait, le cosmos nous éclairerait, l'adhésion à des vérités révélées nous libérerait à la fois du doute et du dogmatisme.

2. *Les limites*

Même la vérité dernière du monde physique est, on le sait bien, refusée à la raison. Elle reste encore, ou sera à jamais, hors de sa portée ; soit qu'on décide que des objets de connaissance lui sont par nature inaccessibles, soit qu'on la juge provisoirement incapable — faute de nouveaux concepts ou de nouveaux instruments — de les dominer. Peu importe que la frontière entre ce qui relève d'elle et ce qui lui échappe passe ici ou là. Il reste que la frontière existe et ne peut pas être supprimée : tout ce que nous saurons des mécanismes de la vie n'épuisera probablement jamais le mystère de la vie ; même si nous savions comment fabriquer des enfants, nous n'éteindrions pas l'émerveillement devant la fabrication, à partir d'une microscopique cellule, d'un être humain complet (avec tous ses organes et toutes ses fonctions différenciées et complexes) ; toutes les autopsies ne nous diront jamais le secret de la mort. Comme l'écrivait Cocteau : ce n'est pas en ouvrant la gorge du rossignol qu'on découvrira le secret de son chant.

Et, de ces limites, on conclut un peu vite qu'elle ne sait rien ou que peu importe ce qu'elle sait au regard de ce qu'elle ne sait pas. Selon Pascal, le savoir ressemble à une sphère qui, en accroissant son volume, ne fait que multiplier ses points de contacts avec l'inconnu. Mais ce que Pascal voulait dire, ce n'était pas que l'entreprise était de ce fait inutile, que le contenu de la sphère était sans intérêt, mais seulement qu'il y avait peu d'espoir que la sphère un jour englobât tout et, surtout, ce que la science sait bien, que toute réponse à une question n'est jamais qu'une autre manière de poser la question ou de poser une autre question.

En fait, la raison et la science n'auraient pas à rougir de leurs limites si elles les reconnaissaient. Et, en principe, l'esprit scientifique admet que des questions restent sans réponse, même dans le domaine du savoir, et il pose que la recherche du sens n'est pas de son ressort.

La médecine — et plus particulièrement une médecine étroitement organiciste, mécanique — est incapable de comprendre toutes les maladies, tous les mécanismes de la maladie ? C'est sûr. Mais s'il est vrai qu'elle ne sait pas tout, qui peut savoir mieux qu'elle ? Que peut-on trouver « ailleurs », dans des médecines « autres », « alternatives » ?

3. Les contraintes et les dangers

Comment la médecine le saurait-elle, puisque, enfermée dans la raison, elle interdit l'accès à d'autres savoirs ? Non contente d'être limitée — ou bornée si on veut — et d'en faire la preuve chaque jour, ne veut-elle pas, en outre, être seule maîtresse non seulement de son univers étriqué mais de tout l'univers du savoir ? Ne refuse-t-elle pas ce que des intuitions fulgurantes, des savoirs anciens, des élans mystiques pourraient nous apprendre ? Ne se prive-t-elle pas des dimensions sacrées, symboliques, imaginaires de l'homme malade ?

Et si encore elle n'était que négativement nuisible. Elle est en plus dangereuse. Elle use sans discernement de ses moyens, elle se veut toute-puissante, refuse de ne pas savoir, néglige les conséquences de son action, méprise la singularité de ses victimes. Elle se prend pour fin.

Et science, raison et médecine nous fabriquent un monde artificiel, déshumanisé, terrifiant. La bombe atomique, les manipulations génétiques, la destruction du milieu naturel et des formes culturelles les plus enracinées dans notre nature, les centrales nucléaires, la pollution n'obligent-elles pas l'humanité encore consciente à multiplier les interventions d'instances éthiques pour limiter les dégâts peut-être irréversibles dont sont menacés l'individu, l'espèce, la nature et la civilisation ?

Plus banalement, les maladies iatrogènes (provoquées par les traitements et la médicalisation de la vie) que dénonce Ivan Illich ne sont-elles pas la preuve des égarements d'une raison et d'une médecine qui ne savent plus rester à leur place ?

Et la raison et la médecine peuvent, en outre, nous l'avons vu, être asservies. L'extermination a été « rationnellement » menée par les nazis, des médecins participaient aux tortures aussi bien en Iran qu'au Paraguay pour les rendre plus « efficaces ».

4. Les mérites

Oui, tout cela est vrai, mais il est tout aussi vrai que :

— seule la raison peut s'opposer à ses propres écarts et seule une médecine scientifique peut prendre la mesure des dangers qu'elle représente et les corriger ;

— on ne peut pas négliger les acquis de la raison et de la médecine scientifique.

Illich peut, certes, se payer le luxe de contester le rôle de la médecine dans la disparition de certaines épidémies et dans la prolongation de l'espérance de vie, qu'il attribue aux progrès du bien-être et de l'hygiène. L'hygiène et le bien-être ne devraient donc rien à la science ? Les antibiotiques ne seraient pour rien dans la disparition étrangement liée à eux, dans le temps, d'une foule de maladies infectieuses ? Où Illich aurait-il trouvé les preuves des effets iatrogènes de ces antibiotiques et d'autres traitements, sinon dans les travaux des médecins eux-mêmes ? Et les médecines naturelles qu'il prône auraient-elles pu entraîner la miraculeuse disparition de la poliomyélite qu'on doit sans contestation possible au vaccin ? Auraient-elles, avant de s'efforcer de le guérir, su reconnaître et définir le SIDA ? Que serait une écologie sans savoir scientifique et qui ne reposerait que sur des sentiments ?

Si Archimède s'était laissé aller au plaisir du bain et Gutenberg aux vertiges esthétiques de la calligraphie, si Newton avait croqué la pomme au lieu de la regarder tomber, si Pasteur ne s'était pas passionné pour la fermentation du vin mais l'avait seulement dégusté, si nous n'avions jamais su que ce que nous tenons de l'observation désordonnée des choses et de la tradition orale, que saurions-nous ? Si le pari n'avait pas été fait par Hippocrate, par les médecins grecs, arabes et égyptiens et par la médecine contemporaine d'introduire une intelligibilité rationnelle dans le monde des maladies, si nous nous étions contentés des recettes des sorciers, des guérisseurs, des devins et des prêtres, que pourrions-nous ? Sans le filet de la médecine scientifique que deviendraient les acrobates des médecines douces ?

En réalité, tout ce qui passe pour des dérives et des abus de la raison, de la science, de la médecine a toujours la même origine : un renoncement partiel ou total à l'esprit scientifique et rationnel. Ni les délires nazis, ni les ambitions sans mesure de certains savants — on ne peut, paraît-il, pas arrêter les découvertes scientifiques et leurs utilisations —, ni les excès diagnostiques et thérapeutiques des médecins — le véritable acharnement thérapeutique —, ni la pollution et le nucléaire ne sont la conséquence d'un trop de raison ou d'esprit scientifique. On ne peut, au contraire, rien leur opposer que le savoir et la raison.

C'est parce que la science nous permet de découvrir et d'évaluer les dangers de la science que nous pourrions, grâce à elle, lutter contre eux. Et, ici, la raison a un double sens : elle est ce qui est rationnel et ce qui est raisonnable. Le raisonnable n'est pas une attitude fondée sur une révélation. Il ne peut découler que du rationnel.

Les médecins qui se veulent rigoureusement « scientifiques », mais négligent la personne du patient, font preuve, en fait, d'un manque d'esprit scientifique : la vraie science n'annule pas, par commodité, une partie du réel. Qu'il soit observable ou non, elle tente de le comprendre et de l'intégrer dans sa réflexion. A la raison scientifique — et à la science médicale —, on reproche, en effet, de se limiter à ce qu'elle voit et peut expliquer. Si on entend par inobservable ce qui appartient à la magie, à l'imaginaire, au surnaturel, on imagine mal effectivement ce que la science pourrait bien explorer, sinon les raisons qu'on peut avoir de croire ce dont on ignore tout. Mais si ce qu'on désigne ainsi, c'est ce qu'on peut objectivement constater sans pouvoir l'expliquer, ou ce qui ne peut pas être immédiatement observé, de quoi serait faite la science, sinon de l'effort qu'elle accomplit pour expliquer ce qu'elle observe et pour se donner les moyens — ne fût-ce que, par exemple, le microscope ou la radio — d'observer ce qui ne s'offre pas spontanément à son regard.

Les comités d'éthique eux-mêmes se réfèrent à la raison. Ils se gardent généralement, à tort ou à raison, d'opposer des croyances, ou même la morale, à la science. Ils confrontent la science à ses propres exigences en évaluant le bien-fondé rationnel d'une recherche ou d'une thérapeutique, leurs conséquences éventuelles, leurs effets prévisibles sur la santé et l'équilibre des individus et de la société. Leur jugement est, en général, plus pragmatique que moral.

Les limites de la raison et de la science ne frappent donc pas de nullité ce qui est à l'intérieur de ces limites (ni, d'ailleurs, ce qui est à l'extérieur), et elles ne contraignent en rien à retomber en deçà de la raison. Elles peuvent et devraient conduire à déplacer ces limites. Leurs dangers ne les condamnent pas davantage. Ils n'en sont pas les conséquences « naturelles », intrinsèques, inévitables. Aux limites comme aux dangers de la science et de la raison on ne peut opposer que la vigilance de la raison.

D'autant plus que, si les processus mentaux de la raison sont sans doute « naturels », « innés », l'usage de la raison ne l'est pas. Elle n'est pas une fonction inévitable et encombrante dont il faudrait se débarrasser pour mieux sentir et penser, mais une aptitude qu'il faut maintenir contre les tentations constamment menaçantes d'y renoncer, par angoisse ou par paresse.

Et la raison est perfectible. Même si la notion de « complexité », le refus des causalités linéaires au profit d'une causalité multifactorielle, etc., sont souvent des cache-misère et une manière plus raffinée de revenir à un positivisme simpliste, ils témoignent au moins de l'effort que la raison pourrait accomplir, et qu'elle accomplit souvent, de le dépasser.

On ne peut en tout cas pas tirer de ses limites une

validation de ce qui la nie, ni de ses dangers une négation de ce qu'elle sait. Que la science ne puisse pas lire l'avenir ne prouve pas que l'astrologie ou la voyance en soient capables. Les dangers des rayons n'annulent ni leur fondement scientifique ni leur utilité.

Quand, à la dame qui lui demande de fermer la fenêtre parce qu'il fait froid dehors, un monsieur répond qu'il le fait volontiers mais que, la fenêtre fermée, il fera toujours froid dehors, il fait rire, mais il a tort. Que la lumière de la raison ne dissipe pas toutes les obscurités du monde n'empêche pas qu'il vaut mieux voir clair (et, pour la dame, avoir chaud) à l'intérieur.

Ce qu'on oppose à la raison

Non contente d'être limitée, contraignante et dangereuse, la raison scientifique serait en outre coupable de nous barrer l'accès à des facultés et à des vérités qui seraient disponibles. Les médecines douces incarneraient, elles, ces facultés et ces vérités. Que sont-elles donc ?

On nous dit d'abord que nous sommes doués d'*instincts* que nous sacrifions au profit de l'intelligence et que la raison paralyse l'*intuition.* On nous affirme que l'*irrationnel* existe. (Qui pourrait dire le contraire ?) Mais encore faudrait-il préciser de quel irrationnel on se réclame : il a bien des aspects (non-raison, anti-raison, autre raison). On évoque aussi les dimensions *symbolique et imaginaire.*

Essayons donc de voir ce que peuvent nous apporter ces facultés, ces dimensions « autres » (le symbolisme et l'imaginaire seront examinés plus loin, à propos du corps).

On peut sûrement admirer et envier l'*instinct* des animaux. Que le saumon, par exemple, soit capable de répéter immuablement (on le sait grâce à la science) un cycle qui l'emmène de sa rivière à la lointaine mer des Sargasses, à des milliers de kilomètres, pour le ramener à sa rivière, que le chien « sente » la mort, prévoie un tremblement de terre ou repère un homme enseveli sous une avalanche, que la hauteur où les pies font leur nid permette de prévoir que l'été sera froid ou chaud est sûrement, pour l'observateur, admirable.

Nous paierions de la perte de facultés aussi merveilleuses, et peut-être disponibles en nous, la priorité donnée aux facultés intellectuelles ? C'est possible et, si c'est vrai, regrettable. Mais s'il faut choisir... !

Des Indiens du Grand Nord seraient capables de se diriger sans erreur dans les immensités des forêts et des étendues glacées. Mais si les boussoles, les cartes nous permettent de compenser la perte de ces facultés, tout en jouissant malgré tout de la pensée scientifique et de la culture, faut-il en concevoir un chagrin inconsolable ?

Certaines personnes semblent bien avoir des « dons », des « pouvoirs » instinctifs qui leur permettent de « sentir » la maladie comme un chasseur « sent » le gibier. Mais cela n'est pas donné à tout le monde, et ceux qui voudraient renoncer à la raison et à leur intelligence pour les acquérir risqueraient fort de les perdre pour rien, de faire un marché de dupes.

On affirme que, par instinct, le corps sait ce qui lui convient, ce qui est bon pour lui : que, par exemple, on mange du chocolat quand on a besoin de magnésium, comme les vaches suisses lèchent les blocs de sel parce que l'herbe des montagnes en manque. Quand on regarde autour de soi, on a quelque peine à croire à la sûreté de cet instinct. Ou alors l'alcoolisme, les repas trop riches, les bains de soleil seraient-ils une perversion de cet instinct ? Nous n'écouterions pas assez notre corps ? Mais pourquoi alors tous ceux qui disent l'écouter vont-ils chercher dans des livres et des « enseignements », zen ou autres, une hygiène alimentaire ou une discipline du corps qu'il aurait pu, à lui seul, leur apprendre ?

Les médecins qui pratiquent les médecines douces se flattent d'être à l'écoute du corps, de « sentir » le point où il faut piquer, la vertèbre qu'il faut « remettre en place ». Mais ce sont eux qui « savent », pas le patient. Et pas le corps. Et lâche-t-on les patients dans une herboristerie pour qu'ils reniflent d'instinct la plante qui va leur être favorable, les laisse-t-on deviner quelle substance « analogue » va les guérir ? Comme un chien ou un cheval est censé savoir quelle herbe manger pour se soigner.

En général, il n'est au fond pas si malin que ça, le corps. Ou, du moins, il l'est, et d'une manière stupéfiante, mais dans l'intimité de ses mécanismes que la médecine apprend à connaître, et pas dans ses relations immédiates, dirigées par l'instinct, avec le monde extérieur. Et encore se trompe-t-il parfois : rien n'est plus bête qu'un rhume des foins, qu'un mal de mer. On peut difficilement imaginer réactions plus mal adaptées que l'allergie.

Tant pis donc pour l'instinct.

On n'a pas attendu les médecines douces pour opposer *intuition* et *raison*. Si on appelle intuition la révélation soudaine, sans raison, d'une vérité définitive, alors, effectivement, toutes les médecines douces sont intuitives. Si elle est une activité de l'esprit plus immédiate, plus sensible que la raison, il serait plus légitime d'en accorder le bénéfice aux guérisseurs ou aux voyants — et à la médecine — qu'aux médecines douces. Un guérisseur se sert de son « don » pour sentir intuitivement la maladie et la guérir, un voyant utilise son « pouvoir » pour deviner intuitivement l'avenir, un chercheur peut avoir l'intuition d'une vérité à laquelle il s'efforcera ensuite de donner corps en en démontrant la validité, un médecin a parfois besoin de son intuition pour poser un diagnostic. Pour les médecines douces, au contraire, l'intuition n'a qu'une fonction : la révélation de sa vérité. Ensuite, elles ne pratiquent pas intuitivement en se servant d'un « don » ou d'un « pouvoir », et elles ne se croient pas tenues de faire la preuve de la vérité révélée sinon en affirmant que « ça marche ». Leur intuition n'est ni pratique ni expérimentale. Ni même théorique : la rationalisation *a posteriori* reste forcément, à défaut de preuve ou de pouvoirs particuliers, un pur verbalisme

L'irrationnel

Il est, ici, beaucoup plus important, mais encore plus imprécis. On peut, grossièrement, l'entendre de trois manières : il peut n'être, pour certains, que ce qui échappe — provisoirement ou par nature — à la raison ; ce qui, en quelque sorte, est défini par une frontière — toujours mobile — de fait et non de droit entre le territoire dont la raison est maîtresse et celui qu'elle voudrait conquérir et dominer. Cet irrationnel est l'objet d'un simple *constat.* Éventuellement d'une ambition : celle de ramener l'irrationnel dans le champ de la raison.

Pour d'autres, le mot « irrationnel » est chargé de *réprobation.* Des conduites, des pensées « irrationnelles » sont des conduites ou des pensées dépourvues de sens. Ce qui n'est pas rationnel est absurde et ne peut donc pas être pris en considération. Dire que les médecines douces œuvrent dans l'irrationnel, c'est, pour ceux-là, les condamner.

Pour d'autres enfin, le territoire de l'irrationnel est, au contraire, celui d'une *autre vérité,* un territoire de liberté et de fantaisie qui échappe à la dictature de la raison. C'est celui de l'art, de la religion, de la mystique, d'une « autre connaissance ». La positivité de cet irrationnel s'oppose à la vulgarité réductrice de la raison. Il va de soi que, pour ceux-ci, évoquer l' « irrationalité » des médecines douces, c'est leur reconnaître un mérite : celui d'avoir brisé les chaînes de la raison, de se mouvoir dans un monde plus complexe et plus vrai, plus proche de la maladie et de la souffrance.

L'irrationnel peut donc être vu soit comme une *dé-raison, non-raison,* ou une *anti-raison,* soit comme une « *autre* » *raison.*

Faire de l'irrationnel le synonyme de l'*anti-raison* (de l'absurdité ou de la stupidité) n'aurait pas de sens ni d'intérêt si la déraison et la bêtise ne s'avançaient si souvent sous la protection de l'irrationnel et ne se défendaient contre toute critique en la qualifiant de rationalisme borné. Elles suscitent alors une réaction excessive mais compréhensible : on rejette l'irrationnel avec ce à quoi il sert de masque. Ce n'est pas le rationalisme, borné ou pas, qui assimile irrationnel et sottise, c'est la bêtise qui compromet l'irrationnel.

Dé-raison, la *folie,* elle, a toujours été, comme le rêve, créditée d'une signification « autre » (divine, diabolique, magique, etc.). Et l'un des grands mérites de Freud a justement été de faire passer l'interprétation des rêves de la magie à la raison, et de proposer une interprétation rationnelle de certains désordres de l'affectivité et des conduites.

Avant lui — et avant la psychiatrie clinique —, le fou passait pour être en communication avec un autre univers, une autre vérité, comme s'il en était, dans sa douloureuse déraison, l'obscur et troublant interprète. Et puis, la folie est devenue une maladie comme une autre, qu'il fallait diagnostiquer et soigner, et le fou un malade qu'il fallait isoler (même si, dans cet écartement dont il était l'objet, on pouvait percevoir la peur quasi sacrée qu'il inspirait). Seuls quelques « fous » de génie étaient encore regardés comme les prophètes d'une vérité échappant à la raison : Artaud, Camille Claudel, etc.

L'antipsychiatrie a voulu redonner à la folie une dignité et un sens. On ne devait plus opposer au fou une normalité dont les contraintes l'avaient précisément rendu fou. Plus que le lieu d'une autre vérité ou un moyen d'y accéder, la folie devenait pour les antipsychiatres la révélation de la folie commune, de la distorsion à laquelle s'étaient prêtées pour s'adapter — à la famille, à la société, etc. — les personnes dites normales. « Guérir » le fou, ce n'était donc plus le faire passer d'une folie « anormale » à la folie « normale », mais respecter son refus de la normalité, lui faire vivre *sa* vérité.

Ce nouveau regard sur la folie devait donc conduire « normaux » et « anormaux » à se libérer des contraintes qui les rendent soit invalides, soit fous. Il n'y avait en tout cas dans la folie rien de sacré, de surnaturel. Elle ne parlait pas des dieux, mais des autres. Et les contraintes qui en étaient responsables étaient moins celles de la raison que celles de la vie sociale. Ou, si l'on veut, celles de la raison mise au service de la vie sociale et de ses exigences. En fin de compte, l'antipsychiatrie ne sacralisait pas la déraison, elle dénonçait les perversions d'une raison asservie : la nôtre.

La folie — la déraison — peut non seulement n'être pas totalement in-sensée, elle peut aussi obéir à une certaine logique. Dans le délire dit « logique », justement, le comportement de qui se prend, par exemple, pour Jeanne d'Arc ou pour Napoléon n'est pas incohérent. Il est cohérent, mais sa vérité est incompatible avec la réalité, celle des autres. Et le paranoïaque a « raison » de se dire persécuté. L'adversité nous frappe tous, avec plus ou moins d'insistance, mais nous nous en accommodons, nous rusons, nous gardons la conviction qu'elle n'est pas chargée d'un sens définitif. Pas lui : il n'est sensible qu'à ce qui lui est contraire — et qui existe bel et bien. Il en fait une règle et il fait tout pour qu'on le persécute : il n'a de paix qu'en apportant la preuve qu'il a raison, qu'il est bien une victime. Et, de surcroît, ou surtout, une victime innocente. Sa conduite est, en somme, celle d'un savant : il observe, il constate, il émet une hypothèse et il en fait la vérification expérimentale. A peine donne-t-il à son expérimentation un petit coup de pouce.

Que le règne de la raison se soit institué par l'exclusion de la folie (Foucault), qu'on ait voulu voir dans la folie ce qu'elle pouvait révéler de notre démence commune, que, dans certains cas, la folie puisse obéir à la logique en aval d'une conviction discutable ou franchement délirante, ou qu'elle puisse éventuellement être expliquée par une « autre » rationalité, n'empêche pas qu'elle est en rupture avec la raison et, en particulier, la raison scientifique.

Et, bien sûr, même quand ils s'insurgent contre les contraintes de la raison, les partisans des médecines douces ne se réclament pas de la folie. Cependant, ces médecines bénéficient, d'une part, du doute sur la raison insinué par l'antipsychiatrie (et par la psychanalyse) et, d'autre part, certaines d'entre elles ressemblent bel et bien à un délire logique : à partir d'une révélation initiale étrange (celle de l'iridologie ou de l'auriculothérapie par exemple), tout un discours apparemment logique se déroule. Et, au nom d'un « sait-on jamais », des personnes saines d'esprit l'acceptent sans rechigner alors qu'elles refuseraient immédiatement à d'autres le droit de se prendre pour Jésus ou César, et d'en tirer les conséquences. Il est vrai que, dans un cas, la révélation initiale n'a d'intérêt que pour le délirant, tandis que, dans l'autre, elle va à la rencontre du besoin général de croire.

De l'effort de ramener l'irrationnel (« *non-raison* ») dans le champ de la raison, la psychanalyse est le meilleur exemple (dans le domaine qui est le nôtre). Rationaliste et même scientiste, Sigmund Freud n'a jamais voulu succomber aux charmes de l'irrationalité. De l'irrationalité apparente des pensées, des sentiments, des comportements il a, au contraire, tenté de tirer une rationalité et de l'inscrire dans une théorie « scientifique » de l'appareil psychique. Il est même allé jusqu'à espérer qu'un jour la biologie du cerveau viendrait confirmer la réalité des mécanismes qu'il avait décrits.

On peut, bien sûr, rapprocher la psychanalyse des médecines douces. Pas plus qu'elles, elle ne peut être expérimentalement démontrée. Le témoignage consensuel de ses praticiens et de ses patients n'a pas plus de valeur que celui des praticiens et des patients de l'homéopathie ou même de l'auriculothérapie. On peut toujours s'amuser à demander où siège l'inconscient, ce qui prouve l'Œdipe, ce qui justifie qu'on fasse de la sexualité — une « énergie » aussi arbitraire qu'une autre — le moteur de la vie psychique.

Mais ce sont là des ressemblances de surface. Les différences sont autrement importantes :

— La psychanalyse ne s'est jamais rangée — ne l'a jamais été — parmi les médecines douces. Elle ne se donne pas comme une médecine totale, niant ou concurrençant la médecine. Si conflit il y a entre elle et la médecine, c'est du fait des médecins, pas de la psychanalyse, des psychanalystes et encore moins de Freud. Les recherches sur le sommeil, par exemple, dont les résultats sont souvent présentés comme des victoires sur l'interprétation freudienne des rêves (et accessoirement du sommeil), ne suscitent en général chez les psychanalystes qu'une vive curiosité : ils ne se sentent pas le moins du monde menacés. Ils ne traitent pas leurs collègues médecins d' « allopathes ». Parfois frères ennemis, médecins et psychanalystes sont de la même famille. Le savoir des uns prétend s'ajouter à celui des autres, il ne le nie pas. Il ne lui est pas « parallèle ».

— Quand, se détournant d'une hypnose aventureuse, Freud s'est attelé à l'élaboration de sa théorie, il n'a pas eu une soudaine *révélation* lui découvrant d'un seul coup une vérité immuable et absolue. Ce qui, au contraire, rend la théorie analytique d'un accès difficile — malgré les premières apparences —, c'est que Freud n'a jamais cessé de la remanier, qu'elle comporte des étapes (le Freud de 1900 et celui de 1913, etc.) et que ses concepts parfois se contredisent ou même se détruisent. Qu'elle puisse être traitée en dogme complexe mais sacré par certains de ses disciples n'empêche pas qu'elle est mouvante, contestable et contestée par elle-même.

— Ses concepts n'ont pas la rigidité des doctrines des médecines douces. Ils n'en ont pas non plus la gratuité. La loi de similitude, les énergies de l'acupuncture, l'effet des doses infinitésimales ne frappent que les yeux qui veulent absolument les voir. A propos de la sexualité infantile, des processus inconscients (du lapsus au mot d'esprit et au rêve), du complexe d'Œdipe ou du transfert, on peut au contraire se demander comment il a fallu attendre Freud pour en constater la présence. Et on ne l'a, à vrai dire, pas complètement attendu, son rôle ayant été essentiellement d'élaborer pas à pas une théorie qui rendît compte de phénomènes qui avaient été intuitivement perçus par d'autres avant lui, et d'en faire un système aussi cohérent que possible. Mais ni fermé ni définitif. (Et la charité nous interdit de comparer la qualité intellectuelle, le niveau de culture, le sérieux des écrits de Freud, à ceux de la littérature dont nous gratifient les médecines douces.)

— Les résistances que suscite la psychanalyse ne sont d'ailleurs pas de même nature que celles qu'on éprouve en face des médecines douces.

Elles font, d'abord, partie du système : elles sont prises en compte dans la cure et — ce qui est sans doute irritant — expliquées à partir de la théorie. A moins qu'il y ait un médicament homéopathique capable de traiter le rejet de l'homéopathie ou que ce rejet fasse partie d'une pathogénésie, on ne peut pas attendre que l'homéopathie assimile et utilise, elle aussi, les résistances qu'elle inspire.

Douter ensuite que, dès son âge le plus tendre, un enfant

entretienne avec lui-même et avec son corps des rapports de plaisir, et que sa relation avec sa mère soit chargée de passion et de désirs, que la structure familiale définisse des tensions difficiles à résoudre, ou que le rêve ait les significations qu'on lui prête, ne signifie pas qu'on juge cela contraire à la raison ni qu'on soit convaincu de n'en avoir jamais eu, plus ou moins confusément, l'expérience. On se dit : « Mais oui, bien sûr ! » ou inversement : « On ne peut pas réduire la vie psychique à ça. » On pourrait difficilement se le dire quand on rencontre les révélations de l'iridopathie, de l'acupuncture ou de la phytothérapie.

— On peut accuser la psychanalyse d'être « irréfutable » — ne pouvant être contredite ni par la raison ni par l'expérimentation — comme les médecines douces. On ne peut pas la dire non rationnelle pour la simple raison que la rationalité est l'âme de son projet.

— Et, alors que les analystes (et des médecins) font de leur relation avec leur patient le lieu et même l'arme privilégiée de l'action thérapeutique, et qu'ils s'efforcent de dévoiler la signification de ce qui, dans la maladie, semble dépourvu de sens, « irrationnel », les médecines douces exercent, elles, une action strictement limitée au concret (les pilules, les aiguilles, les tisanes, les manipulations), qui n'implique ni l'existence ni l'utilisation de la relation médecin-malade. Elles laissent toujours entendre que ce sont elles qui portent le plus d'intérêt à la personne, mais où, quand, comment interviennent l'histoire du patient, ses conflits passés et présents, et où, quand, comment, ce qui échappe à l'action matérielle est présent et utilisé, on ne le sait jamais. (Cela sera développé plus loin.)

— La psychanalyse ne fournit pas des recettes thérapeutiques. Qu'on le regrette ou pas, chaque analyse est une création, fondée sur une théorie et sur le « transfert », et qui vise à la conquête d'une plus grande liberté par le patient. La théorie est — se veut en tout cas — universelle, et la réalité du mécanisme transférentiel constante. Mais leur usage est chaque fois individuel et nouveau. En ce sens, la psychanalyse se distingue de la médecine scientifique qui, de son savoir renouvelé, tire une pratique impersonnelle et valable pour tous.

Les médecines douces, elles, ne vivent que de recettes applicables à tous à partir de la révélation d'une vérité universelle. Même si elles se flattent de ne soigner que des personnes singulières, elles le font à partir de recettes définies une fois pour toutes (et leur prétention, nous le verrons, ne correspond d'ailleurs à rien).

La psychanalyse s'efforce de ramener l'irrationnel dans le sein de la raison. L'irrationnel des médecines douces est une simple absence de rationalité. Si elles passent pour tenir compte de l'irrationnel, c'est parce que, de toute évidence, elles n'obéissent pas à la raison.

Prenons, par exemple, l'*étiopathie* — mot qui, normalement, désignerait une compréhension de la maladie à partir de ses causes (étiologie). Dans l'article où il fait l'éloge de cette médecine « mal connue », Martin Lecocq, docteur en physiologie de l'université de Rennes, s'explique d'abord (*Revue du ministère des Affaires sociales,* p. 188) :

« Du “ reboutement ” comme on disait autrefois ? D'une certaine manière oui. Les étiopathes ont hérité d'expériences ancestrales en matière de manipulations. Mais à cette culture “ sauvage ”, ils ont ajouté des critères scientifiques, rationnels, des explications systématiques qui ont permis de découvrir de nouveaux traitements, de nouvelles manipulations. L'étiopathie n'est donc ni intuitive ni hasardeuse, mais systématique et souvent beaucoup plus que la médecine allopathique qui tient pignon sur rue. »

Puis il donne des exemples. Ainsi, p. 192 : « Les cas d'hépatite sont, eux aussi, une des grandes indications de l'étiopathie. Les traitements classiques n'ont pratiquement aucune action et laissent le malade subir son sort pendant de nombreux mois avec des séquelles constituant parfois un handicap considérable. »

Ce dernier point est « presque » vrai : la médecine a abandonné les traitements qui ne servent à rien. Faut-il le lui reprocher ? Dans la plupart des cas, en effet, tout s'arrange en quelques semaines (pas des mois) et sans séquelles. Dans de rares cas, dramatiques, des services spécialisés tentent de faire face à la sidération passagère, mais qui peut être mortelle, du foie. Dans d'autres cas, enfin, pas très nombreux, l'hépatite passe à la chronicité. La médecine est donc, le plus souvent et à juste titre, attentiste. Quand il le faut, elle fait face au danger du mieux qu'elle peut. Exceptionnellement, elle est plus ou moins impuissante. Les « traitements classiques » n'existent pas, parce qu'ils seraient inutiles, et la médecine n'est pas prise, comme on le laisse entendre, en flagrant délit d'impuissance. Elle sait ce qu'elle peut et ne peut pas.

« L'étiopathie obtient pourtant ici un résultat radical en une dizaine de jours. Le traitement consiste à libérer par manipulations les encombrements du bas cholédoque, à réduire l'état spasmodique du duodénum, à réguler les fonctions de l'ampoule de Vater et du sphincter d'Oddi. Les résultats sont positifs et constants. »

La médecine aurait donc perdu son temps en établissant que l'hépatite est due à des virus, en s'échinant à distinguer les hépatites A et B, en découvrant des épreuves de laboratoire qui permettent de suivre l'évolution de la maladie, alors qu'il suffisait de « libérer » le « bas » cholédoque (sans doute appelé ainsi par opposition au Haut-Orénoque), de « réduire » l'état « spasmodique » du duodénum et de « réguler » les fonctions de l'ampoule de Vater et du sphincter d'Oddi. Et cela, grâce à de simples « manipulations ».

Faut-il rappeler que :

— parmi les ictères (ou jaunisses), certains sont dus à un calcul qui obstrue les voies biliaires, d'autres à une tumeur, à une intoxication, à une destruction des globules rouges, etc., et que les plus fréquents sont provoqués par un virus et que c'est ceux-là qu'on appelle « hépatites » (que la médecine, et elle seule, nomme ainsi) ;

— le cholédoque est le conduit qui amène la bile dans le tube digestif, au niveau du duodénum (partie de l'intestin grêle qui suit immédiatement l'estomac), que le sphincter d'Oddi est un muscle circulaire qui règle le passage de la bile du cholédoque dans le duodénum, et que l'ampoule de Vater concerne, elle, le pancréas.

A la lumière de ces connaissances banales, indiscutées, indiscutables, on serait tenté de penser que l'auteur décrit (très approximativement et comme par erreur) un ictère par obstruction : « l'état spasmodique du duodénum, l'encombrement du bas cholédoque », et la dérégulation du sphincter d'Oddi et de l'ampoule de Vater (qui, vraiment, n'éclaire rien) feraient obstacle au passage de la bile. Ce serait au moins là une manière poétique de décrire ce qui est censé se passer (et qui serait connu sans la moindre radio, sans le moindre examen). Mais on ne pourrait plus, il est vrai, opposer le traitement de cet ictère par obstruction fantaisiste au traitement médical de l'hépatite.

Si seulement M. Lecocq était plus modeste et moins ignorant, il aurait pu se borner à prétendre que les étiopathes étaient en mesure de guérir par simples manipulations des patients atteints de jaunisse. Comme Mme Rika Zaraï les guérit par le jeûne et les bains de siège. On aurait alors pu se demander s'il s'agissait bien toujours d'hépatite, et si ces succès ne correspondaient pas tout bonnement aux cas — les plus fréquents — de guérison spontanée. Si, malgré tout, il s'était confirmé que des hépatites vraies et graves — devant lesquelles la médecine est, effectivement, mal armée — avaient été, par cette méthode, guéries, ou aurait dû se demander quels mécanismes avaient été mis en jeu. Ou de quels « pouvoirs » obscurs on s'était servi.

Des résultats non explicables mais certains, obtenus par des moyens obscurs, auraient pu, sinon convaincre, du moins poser la question de ce qui avait agi et sur quoi on avait agi. On aurait pu supposer qu'un « don » de l'esprit y avait sa part. Et le mystère. Des explications « systématiques », ignorantes et absurdes obligent, au contraire, à tenir pour sûrement nuls des résultats qui n'auraient été qu'improbables. Quand on joue à la fois sur l' « irrationnel » et sur la science, on ridiculise celle-ci et on rend plus que douteux les « pouvoirs » de celui-là.

Faut-il rappeler que ce texte a été publié par le ministère des Affaires sociales ?

L'irrationnel considéré comme une « *autre* » *raison* ne pose qu'un problème : en quoi la médecine considérée comme l'ensemble de savoirs et de pratiques, de quelque nature que ce soit, destinés à lutter contre la souffrance, l'infirmité et la mort peut-elle bénéficier de cette autre raison, étant entendu que le rôle que cette autre raison peut jouer ailleurs, dans d'autres domaines, n'est pas notre objet ?

Et, plus précisément, la question est de savoir :

— comment on peut, en médecine, agir et comprendre en dehors de la raison scientifique ; en quoi consistent ces « autres » savoirs et pouvoirs constamment invoqués ;

— si les médecines douces répondent à cette ambition.

Une « autre » connaissance se manifeste, en gros, sous trois formes :

— une action cohérente, en rapport direct avec le surnaturel : la magie ;

— une action sans fondement logique et non concertée : la superstition ;

— une compréhension cohérente du monde fondée sur un acte de foi plus ou moins irréfutable : les croyances, religieuses ou autres.

La *magie,* dit le *Petit Robert,* est « l'art de produire par des procédés occultes des phénomènes inexplicables ou qui semblent tels ». Elle s'appuie sur un « don », sur un « pouvoir ». N'est pas capable qui veut de produire des phénomènes qui semblent défier les lois de la nature, de tordre des cuillers d'un simple regard, de se mettre en lévitation, de voir l'invisible ou de « sentir » et guérir des maladies sans autre moyen que le pouvoir de la pensée (assisté ou non de formules cabalistiques, de tisanes mystérieuses, etc.).

Par grâce divine, par hérédité ou par initiation, quelqu'un a, acquiert ou mime ce « don ». Ce don n'a aucun fondement théorique, il ne donne lieu à aucune élaboration doctrinale, il ne renvoie pas à un corps de connaissances, à une représentation du monde, à une religion. Sinon, peut-être, à des représentations païennes du corps et du monde, où les mauvais esprits empoisonnent le bétail et font dépérir les enfants, tandis que les esprits bienveillants font tomber la pluie, favorisent la fertilité des femmes et de la terre.

Sous sa forme la plus ordinaire, la magie — au cirque, dans les music-halls — fait ouvertement appel à un subterfuge. Ici, le don se résume à l'habileté du magicien. On sait qu'il y a un truc.

Quand elle intervient dans le monde de la maladie, elle peut aussi être un subterfuge, mais, généralement, on la rapporte à un don réel. Elle participe alors d'un sacré sans contenu : le magnétiseur, le guérisseur ne confèrent aucun « sens » à la maladie : elle n'est pas la punition du péché, ne sert aucun but. Elle n'a pas, non plus, d'explications : on ne la rattache à aucun savoir scientifique. Qu'on parle alors du foie, de la circulation ou du cerveau, ce n'est que pour faire chic, pour amuser la galerie. Les explications n'ont qu'un rôle accessoire. Elles ne fondent pas le « pouvoir » du guérisseur.

Il n'y a rien à dire à cela. Incontestablement, dans certains cas, « ça marche », sans qu'il soit nécessaire d'y rien comprendre. Dire que le « porteur » prend « sur lui » la maladie de celui qu'il transporte, que telle formule récitée ou telle herbe brûlée ont guéri tel malade, c'est simplement dire autrement ce qu'on constate.

On peut se demander en quoi consiste le « don », par quels mécanismes il intervient, sur quel réseau de croyances ou, peut-être, quel savoir intuitif, il fonctionne. Le guérisseur magicien ne défie pas la raison. Il se situe en dehors d'elle, et ne prend aucun masque scientifique.

Si la médecine peut interroger la magie, elle ne peut pas la prendre pour modèle. Les médecines douces et leurs partisans ne s'en réclament pas non plus. Mais il est difficile de ne pas voir que certaines pratiques douces leur ressemblent étrangement. Même si, hélas, elles refusent cette parenté au profit d'un incroyable verbalisme.

Si un étiopathe pouvait vraiment guérir une hépatite vraie, cela tiendrait de la magie : il ne sait rien de la maladie, il ne sait rien des manipulations et de leurs effets, mais il guérit. Quand il prétend faire mieux que la médecine « allopathique » et être « systématique », il est ridicule.

L'*hypnose* est un sujet difficile. Respectable et inquiétante, elle appartient à la fois au monde de la magie et à celui de la science. Des manœuvres simples le plus souvent — la voix, le regard — induisent un état particulier qui permet l'effet de la suggestion et l'action de la pensée sur le corps. On constate le phénomène. On tente de l'expliquer par des mécanismes psychologiques et physiologiques. Elle est reproductible. Mais elle reste pour une grande part l' « art de produire par des moyens occultes des phénomènes inexplicables ou qui semblent tels ». Elle a joué un rôle dans l'histoire de la médecine, mais toujours marginalement. (Même si, aujourd'hui, elle reprend de l'importance.) C'est un savoir et une pratique frontières.

Voyons ce qu'en font les médecines douces quand elles veulent se l'approprier et la légitimer en même temps.

Le Dr Cherchève[1] nous dit pourquoi, pour ce faire, il a décidé de l'appeler hypnosophrologie :

« Ainsi l'hypnotisme, bien des fois arraché à la magie, s'y est souvent laissé retomber jusqu'au moment où, se dépouillant d'un mot maudit, il a donné naissance à la médecine psychosomatique, au training, à la psychanalyse et, aujourd'hui, à la sophrologie. »

Dire que la psychanalyse, la relaxation et la psychosomatique sont nées de l'hypnose n'est pas absolument faux. Mais comme elles se sont constituées en s'en détournant, il est peut-être audacieux de voir dans cette séparation une confirmation de sa valeur. Et il est difficile de croire qu'il suffit de la dépouiller d'un mot « maudit » pour lui conférer une légitimité nouvelle.

Elle a apparemment donné naissance de la même manière — par rupture — à la « sophronie » puisque :

« La mise en marche du processus sophronique se situe bien en dehors de l'hypnose et s'incorpore aux réactions viventielles. »

Ne pas s'inquiéter, les explications suivent :

« Le mot " vivence ", né du néologisme espagnol *vivencia,* a été inventé pour traduire le terme allemand *erlebnis.* C'est, en réalité, un " impact émotif ", un choc émotif s'incorporant à la vie propre du sujet et ressenti comme une expérience vécue. »

Faut-il s'étonner que, même en espagnol ou en allemand, un choc émotif soit ressenti comme une expérience vécue ? Mais l'auteur précise :

1. Dr Raphaël Cherchève, président de l'Académie d'hypnosophrologie, « L'éveil et les victoires de l'hypnosophrologie », in *Revue du ministère des Sciences sociales*, mai 1986, p. 237 *sq.*

« C'est à l'endroit moyen psycho-soma-psychique que la sophrologie a sa plus haute dimension [...]. »

A l'endroit de cet « endroit moyen », on est en droit d'avoir la tête à l'envers !

« [...] Ces phénomènes sont réels et démontrables [...]. »

Ah, si l'on voulait bien, une seule fois, nous dire où, comment, par qui !

« [...] Dès la situation de conscience spéciale et caractéristique dont nous avons parlé, obtenue dès le déclenchement de cette action psychologique primaire, *la conscience prend le commandement de la vie végétative* de façon progressive et dynamique, de telle sorte que cette *dynamique végétative inconsciente* admette sans résistance ce qui lui est suggéré, formulé et proposé [1]. »

Autrement dit : un sujet sous hypnose est sensible à la suggestion, et on peut modifier, sous l'effet de la suggestion, ses fonctions végétatives. On le savait, mais on aurait aimé le comprendre.

Mais il ne faut pas s'y tromper :

« L'hypnotisme est devenu science à partir du moment où les phénomènes ont été reproductibles à volonté [...]. »

A partir de quand le sont-ils devenus et reproductibles par qui, sur qui ?

« [...] Grâce à la neurophysiologie et à l'élargissement des instruments de mesure : électroencéphalogramme, mini-pléthismographe, etc. »

Et voilà ! Encore la référence habituelle et aventureuse à la vraie science. En quoi, diable, l'électroencéphalogramme est-il un instrument de mesure, en quoi a-t-il été « élargi », en quoi la neurophysiologie a-t-elle favorisé la reproductibilité ? Quant au minipléthismographe...

Mais, Dieu merci, le Dr Cherchève s'étant demandé : « mais, avec la sophrologie, avons-nous introduit des élé-

1. Les passages soulignés le sont par l'auteur.

ments positifs nouveaux ou une terminologie nouvelle ? » répond en citant ce que cette terminologie signifie pour des auteurs très variés et il nous dit ce qu'elle est pour lui. Il l'a appelée sophrologie « pour l'opposer à l'hypnose " hideuse ", et je me suis alors détourné des grimaces de cette dernière pour accueillir le sourire prometteur et enjoué de cette jeune sophrologie ».

Enfin un sourire !

Dommage, vraiment dommage ! Tout pourrait être si simple et crédible sans faire appel à toute cette phraséologie. Ce qu'on ne comprend pas est tout à fait respectable. Ce qui est inacceptable, c'est qu'on veuille nous l'expliquer de la sorte.

En voulant faire basculer l'hypnose dans la science, on lui ôte son aura magique, et, en la noyant dans la confusion et le verbalisme (souriant, heureusement), on bloque toute possibilité de l'interroger ou de l'utiliser scientifiquement.

A propos de la magie franche — ou frontière, comme l'hypnose —, on peut parler de suggestion, d'influence, de don et de réceptivité, mais ça n'avance guère. La magie, pour ce qu'on en sait, ne nous apprend rien sur la maladie et sur la médecine, sinon le rôle qu'elle peut parfois obscurément y jouer. Cela n'interdit pas que d'autres s'en servent : cela ne regarde qu'eux et leurs fidèles.

Avec la magie, les *superstitions* ont en commun de ne pouvoir ni nommer ni désigner les pouvoirs qui sont en jeu, les puissances qui sont mises en branle. Elles s'en distinguent cependant en ceci que les superstitions sont à la portée de tous. Point n'est besoin d'un don quelconque pour susciter le malheur ou le conjurer. Il suffit d'accomplir ou de ne pas accomplir certains gestes dont le sens et les effets sont à la fois mystérieux et supposés connus.

La raison est totalement absente des comportements superstitieux. Personne ne songe à établir le moindre lien de causalité objective entre une action et ses bonnes ou mauvaises conséquences. Dîner à treize, renverser du sel, mettre une miche de pain à l'envers, ne peut, par soi-même, aux yeux de personne, avoir quelque conséquence rationnelle que ce soit. Que « ça porte malheur » (ou bonheur) n'implique aucune connaissance des puissances qui, offensées ou tout simplement alertées par le geste qui « porte malheur », vont se manifester. Il n'y a même pas faute, ou délit, ou culpabilité au regard d'une quelconque loi. Tout est obscur, « irrationnel » : le geste qui déclenche n'a — ou n'a plus — aucun sens particulier, les forces mises en route sont totalement et consciemment ignorées, les effets mauvais à coup sûr mais imprévisible la forme qu'ils prendront.

Le superstitieux ne recherche d'ailleurs aucune justification, ni raisonnable ni mystique, à son comportement. On peut, du dehors, retrouver la signification ancienne — ignorée du superstitieux, qui, la connaissant, cesserait probablement d'y croire — de tel ou tel geste : le pain renversé était destiné au bourreau, le lit ne doit pas être dirigé vers la porte parce que c'est ainsi qu'on sort les morts, « les pieds devant », etc. Mais ces racines historiques expliquent éventuellement la figure qu'a prise la superstition, pas la superstition elle-même, ni que la figure subsiste une fois ses raisons disparues, évanouies de la mémoire.

Excessives, les conduites superstitieuses deviennent l'obsessionalité pathologique de celui qui ne peut aborder un escalier, rentrer chez lui, rencontrer quelqu'un, présenter un examen, qu'à condition d'exécuter des gestes ritualisés. Mais banales, elles sont omniprésentes et en particulier, précisément, dans le domaine de la santé : les aliments « mauvais », le « bon » air, la prise ou le refus de médicaments n'ont souvent pas d'autre fondement. Dans l'esprit de ceux qui les absorbent, les aliments ou les médicaments risquent plus, au fond, de « porter malheur » que de faire un mal réel. Le bon air éloigne les miasmes du mal. Et il suffit de considérer objectivement des régimes, des traitements, des interdits ou des injonctions émanant de la médecine pour s'apercevoir qu'elle n'est pas toujours épargnée par cette forme de pensée.

Les médecines douces, elles, en profitent largement. Attendre de telles pilules, telles manipulations, telles aiguilles ou telles tisanes qu'elles aient des chances de guérir ou, cas encore plus fréquent, de « prévenir » la maladie, c'est beaucoup moins, si on y regarde de près, miser sur leur action objective, raisonnée, que parier que, ce faisant, on conjure trois fois le mauvais sort : en ne prenant rien qui fasse mal — porte malheur —, en faisant ce qu'il faut pour prévenir — conjurer — la maladie, et, nous l'avons dit, en espérant que le recours aux médecines douces éloignera les maladies dures.

Une surprenante ressemblance existe entre les réactions qu'on provoque quand on conteste — rationnellement — le bien-fondé d'une superstition ou celui d'une médecine douce. On provoque la même gêne, la même crainte et la même irritation, que résument bien les formules : « Il ne faut pas se moquer des superstitions, ça porte malheur », ou « Ce n'est pas parce que je n'y crois pas qu'il faut que je tente le sort. » Et aussi : « Qu'est-ce que je risque à prendre telle tisane ou tel granule ? » Il est toujours sous-entendu que n'y pas croire est plus risqué qu'y croire. Après tout, le pari de Pascal...

On ne peut cependant pas faire grief aux médecines douces d'être tout imprégnées de l'esprit superstitieux, car, en vérité, cet esprit est présent partout, dans la plupart de nos conduites, y compris en médecine. C'est la réponse la plus rudimentaire, la plus « archaïque », à la question déjà évoquée : comment prendre une part dans ce qui gouverne notre destin ? Ce que nous savons rationnellement étant, de ce point de vue, négligeable par rapport à ce que nous ignorons, il faut faire comme si, « autrement », on y pouvait quelque chose.

On peut cependant reprocher à ces médecines de tirer profit, pour leur compte, de la pensée superstitieuse, simpliste et irrationnelle, et, dans un même mouvement, de lui conférer une apparence de scientificité. Les forces obscures et innommées que suppose la superstition, et sur lesquelles elle est censée jouer, ne sont pas plus obscures que celles qui sont en jeu dans l'homéopathie, la phytothérapie ou ailleurs, à cette différence près que ces dernières leur donnent un nom. La similitude ou les forces vitales, les énergies et les toxines et déchets n'ont pas plus d'existence — ni moins — que la chance ou la malchance, le mauvais œil, le sort ou les esprits. Quel que soit le nom qu'on leur donne, et la preuve consensuelle de leur réalité, ces forces n'ont que la vérité que le besoin de croire leur donne.

Les *croyances* de type religieux ou les « philosophies » — comme les appelle l'administration quand elle désigne des personnalités non religieuses susceptibles de donner un avis éthique — ont au moins le mérite de répondre d'une manière plus élaborée et plus complexe à ce besoin de croire et à l'angoisse qui le justifie (ou, pour les croyants, d'être antérieures à ce besoin et à cette angoisse). Elles n'ont en commun avec les superstitions que de déterminer, à partir d'un *credo* initial, des conduites logiques. Si on croit que le chiffre 13 porte malheur et le chiffre 4 bonheur, on se conduit en fonction de cette croyance. Si on croit en Dieu aussi. Et, dans les deux cas, la croyance est préalable à l'expérience. On n'apprend pas, par expérience, qu'un signe est funeste ou favorable. Si l'existence de Dieu n'était pas préalable aux « raisons » d'y croire, si elle était l'aboutissement d'une opération de la raison, Dieu serait la création de celui qui pense et n'existerait donc pas. D'où le « *credo quia absurdum* ».

Mais la croyance en Dieu est, par nature, irréfutable, tandis que la croyance superstitieuse, elle, ne l'est pas : on ne peut démontrer l'existence de Dieu ni logiquement ni expérimentalement. On peut mettre Dieu à l'épreuve — sans succès en général —, mais pas faire la preuve de son existence. Rien n'interdirait, au contraire, de réfuter les superstitions — sauf que cela ne viendrait à l'esprit de personne, ni de ceux qui jugent les superstitions idiotes, sauf les leurs, ni de ceux qui sont superstitieux.

Rien n'empêcherait, par exemple, qu'on établisse expérimentalement qu'aucun lien, ni causal ni d'aucune autre nature, n'existe entre renverser du sel et un événement malheureux. Il suffirait, dans cet exemple, de demander à tous les usagers d'un restaurant d'entreprise de signaler toutes les salières renversées et de comparer, au cours des années suivantes, les événements survenus dans la vie des renverseurs avec ceux qui seraient survenus dans la vie d'un échantillon comparable non renverseur. On pourrait même diviser les renverseurs en sous-groupes : ceux qui ont pensé à conjurer le sort en jetant une pincée de sel par-dessus leur épaule, et ceux qui ont négligé de le faire. On pourrait enfin tenir compte de l'existence d'un lien éventuel entre le fait de renverser du sel et l'état de celui qui le renverse (il traverse peut-être des moments difficiles) pour corriger une distorsion des résultats due à un comportement maladroit à table et ailleurs, expliquant le sel renversé et le malheur subséquent. On pourrait.

De plus, et surtout, les religions ont évidemment un contenu que n'ont pas les superstitions. L'acte de foi initial est tout autre, et la logique en aval aussi. La puissance et la loi divines (le péché, la sanction ou la récompense, les moyens d'obtenir la bienveillance et le pardon) sont désignées clairement. Elles sont d'une richesse et d'une cohérence qu'on chercherait en vain dans les superstitions (et les médecines douces).

Les religions monothéistes de l'Occident n'inspirent pas de vraies médecines dites traditionnelles. A peine proposent-elles une vision de la maladie comme péché, la prière et le rachat comme aide à la guérison. On brûle un cierge, on fait des prières pour qu'un malade soit sauvé. Accessoirement, elles délivrent des principes hygiéniques, alimentaires, sexuels ou de propreté corporelle. Les phénomènes de possession — rares du point de vue de la religion — relèvent de l'exorcisme. Et, du strict point de vue de la religion et des Églises, les guérisseurs, marabouts, etc. sentent le fagot. Dieu seul a le pouvoir de guérir, seule la foi peut aider la guérison ; et les pouvoirs que des hommes s'arrogent sont tenus pour démoniaques. Enfin, ce sont des formes dégradées de la pensée religieuse qui imprègnent la pensée médicale.

Aussi est-ce généralement vers les pensées orientales que se tournent ceux qui veulent trouver des médecines qui aient pour elles la garantie de l'ancienneté et une référence qui transcende la raison. Et, on ne sait pas bien pourquoi, les médecines douces bénéficient de ce mouvement alors qu'elles lui sont totalement étrangères. Sauf une cependant : l'acupuncture. Vieille de plusieurs millénaires, seule, en effet, l'acupuncture peut au moins se flatter d'une représentation très élaborée du monde et de ses lois. Elle ne se contente pas d'un principe unique qui explique tout à la fois. Les cycles, les rythmes, les éléments naturels et l'équilibre dynamique des deux forces contraires et complémentaires — Yin et Yang — participent à une construction poétique et intelligente, qui parle à l'esprit. Avec les moyens dont ils disposaient, les Chinois avaient au moins su tirer peu à peu, de la complexité du réel, une théorie tout aussi complexe. Comme, de surcroît, il semble que — pour une fois, c'est vrai — « la science moderne permette de valider certaines de ses hypothèses » (la réalité des méridiens, la formation d'endomorphines), on serait tenté de lui reconnaître, comme médecine traditionnelle, des mérites et une crédibilité que n'appellent pas les autres médecines douces.

Malheureusement, telle qu'elle est ici pensée et pratiquée, elle est, de l'avis même d'un acupuncteur, « réduite au niveau d'une réflexothérapie, et la médecine chinoise à un catalogue hétéroclite et fastidieux de recettes en tout genre qui " marchent " d'autant moins qu'on ignore l'esprit dans lequel les utiliser[1] ».

Les autres médecines douces ne se réfèrent à aucune représentation du monde et elles n'ont de religieux que l'attitude qu'on adopte volontiers à leur égard. Nous avons vu, à propos de l'opposition sens-connaissance, que leur *credo* initial passe pour être à la fois réfutable et irréfutable, et que leurs preuves sont considérées comme possibles et inutiles en même temps. Si elles ne jouaient pas ainsi sur les deux tableaux, elles seraient inacceptables sur l'un comme sur l'autre : on pourrait difficilement accepter le dogme homéopathique, on devrait reconnaître l'absurdité de l'auriculothérapie et de l'iridologie, on ne supporterait pas la logomachie des naturopathes et sophrologues, on ne croirait pas que tout peut être résolu par le seul usage des plantes ou par des manipulations vertébrales, et on ne verrait pas dans la mésothérapie quoi que ce soit d'autre qu'une autre manière d'injecter les mêmes médicaments. On ne se contenterait pas de « croire » en ces sciences.

Car il s'agit bel et bien de croyances et pas du tout de sciences. Et de croyances d'un type particulier qu'on pourrait appeler les « croyances profanes »; qui ne reposent pas, comme les religions, sur une foi partagée dans une vision du monde qui confère un sens à la vie et à la mort, mais sur des idées, la rumeur du succès et des parrainages mythiques.

Les homéopathes se réclament ainsi, sans cesse, d'Hippocrate, comme si cette autorité suffisait à rendre crédible leur doctrine, sous prétexte qu'il aurait « entrevu » le principe de

1. Jean-Marc Eyssalet, « Médecine chinoise, médecine globale », *Revue du ministère des Affaires sociales*, mai 1986.

similitude. Or, cette référence quasi rituelle est sans fondement : le mérite d'Hippocrate ayant justement été le refus de vérités révélées et de quelque principe unique que ce soit. Venant après le règne d'Asclépios, dieu de la santé, qui inspirait une « médecine » faite d'un mélange de religion, de superstitions et de quelques médicaments ou conseils hygiéniques, Hippocrate a voulu, au contraire, imposer à la médecine un comportement rationnel : ayant fait le recensement des procédés thérapeutiques qui s'étaient révélés actifs ici ou là (chez les Arabes, les Égyptiens, etc.), il a essayé de les codifier, s'est efforcé d'établir de vrais diagnostics, de classer les maladies qu'il observait. A ses yeux, il fallait effectivement « imiter » les moyens dont la nature se servait, mais, pour ce faire, *connaître* cette nature et ses lois, et non lui appliquer un principe explicatif abstrait, unique. Alors que la médecine d'Asclépios « attribuait par ailleurs une signification surnaturelle à la plupart des maladies », les disciples d'Hippocrate « séparèrent médecine et religion, et combattirent, au nom de la rationalité, l'aura de mystère qui avait jusque-là entouré la pratique médicale en Égypte comme en Grèce... On peut donc les considérer comme les véritables fondateurs de la méthode scientifique, dans la mesure où ils ont libéré leur art de toute dimension surnaturelle [1] ».

Ils étaient, en fait, les représentants, en médecine, de la rationalité et non de la révélation, de la « mythologie ».

« Chez Platon, tout ce qui échappe à l'exposé didactique, à la discussion argumentée, à la démonstration rigoureuse, se retrouve regroupé dans une “ mythologie ” hétéroclite par la multiplicité de ses composants, unifiée cependant parce que les éléments divers de ce bric-à-brac relèvent également des “ ouï-dire ”, de la transmission de bouche à oreille... Comme se répand et se maintient, diffusé dans le corps social, par les

1. Luigi Capasso, « La médecine dans l'Antiquité », *Archéa*, éd. Atlas.

canaux de l'écoute et de la répétition, ce que Platon nomme pour le meilleur et pour le pire : " phémé " (la rumeur)[1]. »

Petit jeu (sans récompense, c'est trop facile) : sous les mots « médecine », et « médecines douces », classer les notions suivantes : « logos » et « mythos », raison et croyance, savoir et sens, légitimation scientifique et légitimité « sociale », tolérance et intolérance, références et affirmations, Vérité et vérités, mobilité et immobilité, absolu et relatif, contrainte et liberté, esprit critique et dogme, etc. Les gagnants seront départagés en fonction des oppositions qu'ils auront su ajouter à celles qui sont, à titre d'exemple, énumérées ci-dessus.

Et, pour se convaincre que la croyance dans les médecines douces est une croyance qui n'a rien en commun avec la croyance religieuse ni avec l'incroyance, il suffit de comparer leurs adorateurs avec les mystiques et avec les agnostiques. Pour opposés qu'ils soient, mystiques et agnostiques sont, en effet, plus proches les uns des autres qu'ils ne le sont les uns ou les autres d'un certain type de croyance.

L'agnostique tient pour inconnaissable — pas pour faux ou inexistant — ce qui n'est pas accessible à la connaissance rationnelle. Le mystique n'espère accéder à cet inconnaissable, au mystère, que par une ascèse et un élan qui ne s'appuient pas sur la raison. Ils ont donc en commun de conférer le même statut au mystère et à l'inconnu : ce qui est inaccessible à la raison. L'un se contente de s'incliner devant cette impossibilité (et se résigne, du même coup, à ne reconnaître aucun fondement métaphysique ni rationnel aux valeurs qui lui permettent de donner un sens, non à *la* vie et *au* monde, mais à *sa* vie dans *ce* monde). L'autre n'attend pas de son ascèse l'explication ou la résolution des problèmes concrets qui occupent la raison (les yogis ne se livrent pas à leurs exercices spirituels *pour* mieux se porter) et il n'aspire

1. Jean-Pierre Vernant, *Le Temps de la réflexion,* Gallimard, 1980.

pas à mettre le mystère à son service, à des fins pratiques, ni à déguiser en science exacte la « connaissance » à laquelle il accède.

Le mystique et l'agnostique ont aussi en commun d'être toujours suspendus entre croyance et incroyance. L'un s'efforce sans cesse de ne pas céder à la tentation de croire et l'autre lutte contre ce qui, constamment, peut ébranler sa foi. Leurs certitudes ne sont pas acquises une fois pour toutes; elles résultent d'un combat incessant contre les incertitudes. Et un combat toujours partiellement perdu et partiellement gagné.

A l'opposé, les croyances profanes, dont les médecines douces sont l'exemple, prétendent, elles, disposer de l'inconnaissable par la voie de la raison. Le mystère avec lequel le mystique tente de communiquer, et dont l'agnostique préfère prudemment se détourner, est pour elles sans mystère. Leurs certitudes ont la simplicité de l'évidence. Elles ont, une fois pour toutes, la clé de tout : le raisonnement analogique. Il leur suffit de découvrir des similitudes — ou de les supposer — entre des choses de nature différente, d'établir des parentés entre des objets que rien ne liait, des rapprochements d'ordre symbolique, et voilà que sont révélées les vraies lois de l'inconnaissable.

Astrologue, naturopathe et spécialiste en cosmobiologie, Paul Adams a publié, en 1987, aux éditions La maison du bien-être, un livre : *Astres et Santé.* « C'est le domaine de l'astrologie le plus secret » qui va permettre de se connaître, d'établir un « pronostic de santé », « de prévenir, de mettre en garde et d'éviter l'installation de la maladie ».

Même quand elle ne se dit pas explicitement « médicale », l'astrologie appartient au même mode de pensée que les médecines douces. Paul Adams précise d'ailleurs que « ce sont les médecins naturopathes, acupuncteurs et phytothérapeutes qui sont les plus réceptifs à l'astrologie médicale »...

« Car ils s'efforcent d'une part de soigner l'homme dans sa " globalité " et, d'autre part, parce qu'il leur paraît plus important de prévenir que de guérir. »

Je n'entrerai pas dans les détails de cette « astrologie médicale », car ce n'est, à vrai dire, pas elle qui m'intéresse ici, mais la croyance dans l'astrologie qui est, comme les médecines douces, l'objet d'une croyance sans religion et qui adopte volontiers un langage scientifique. Pour mieux comprendre les médecines douces, il n'est ni inutile ni gratuit de l'examiner. En outre, la vogue de l'astrologie est parallèle à celle des médecines douces, ce qui n'est sûrement pas un hasard.

J'avoue n'avoir appris que très tard que j'avais un « signe ». Et je me souviens de mon ahurissement quand j'ai entendu un jour une petite fille hurler d'un bout à l'autre d'une salle pleine de monde : « N'est-ce pas, maman, que je suis Vierge ? » La maman s'était, elle, contentée de confirmer en souriant. Il faut dire qu'elle était Balance. Que je sois incapable d'énoncer mon ascendant, et trop négligent pour obtenir les renseignements nécessaires à l'établissement d'un « thème », plonge certains initiés dans un étonnement écœuré.

Tout récemment, une dame me confiait que son mariage avait été bien malheureux. Elle avait réussi à quitter un époux sadique, mais elle était tombée de Charybde en Scylla : ses relations avec son nouvel amour s'étaient révélées une horreur de chaque instant. « Je ne comprends pas, disait-elle, ils étaient pourtant tous les deux du signe qui va le mieux avec le mien. » Grâce à quoi, une révélation fulgurante l'avait frappée : « Vous croyez que les astres me désignent ceux qui peuvent le mieux me faire souffrir ? » Et, tout de suite après : « Ils étaient pourtant si différents. Ils n'avaient rien en commun. »

Les astres sont dans le ciel. C'est là aussi que, généralement, on situe les dieux (et ce sont les noms des dieux que les

Anciens ont attribués aux planètes : Jupiter, Mars, Vénus, etc.), les anges, les saints et l'Esprit. L'en-haut. Là où, se libérant de la matière, montent les âmes. Lire dans le ciel, pour comprendre, deviner, prévoir, quoi de plus naturel ?

Ne sait-on pas, par ailleurs, que le Soleil et la Lune gouvernent le rythme du jour, des saisons, les marées et les moissons, et aussi nos humeurs et nos rhumatismes ? On a même appris que l'effet d'un verre d'eau ou d'un médicament était fonction de l'heure à laquelle ils ont été absorbés. Pourquoi d'autres astres n'agiraient-ils pas sur nous ? Surtout si on ne se contente pas bêtement de dévoiler l'action de l'un ou de l'autre, mais si une science subtile décrit, en plus, des conflits, des configurations compliquées, des influences qui tantôt se contrarient et tantôt se renforcent.

Et peu importe, au fond, que les Mars, Vénus ou Saturne des astrologues soient sans rapport avec ceux que connaissent les astronomes (pas plus que la lune poussiéreuse et morne des astronautes n'en avait avec celle des poètes). Que, pour les uns, ils ne soient que des objets en mouvement et, pour les autres, l'origine d'influences et de *signes* à déchiffrer. Ce n'est, en effet, pas du côté des astres, qui sont ce qu'ils sont, mais de notre côté, pauvres humains, que le problème se pose. On peut imaginer sans peine que des astres puissent agir directement sur nous, qu'ils gouvernent le rythme de nos fonctions et les modifient ; on peut même comprendre qu'on ait voulu prévoir, grâce à eux, l'issue d'une bataille ou évaluer les chances d'une entreprise quelconque (c'était quand même moins bête que de poser ces questions à des entrailles d'oiseaux). Rien n'interdit de supposer que telle planète, par sa trajectoire ou ses rencontres, émette « quelque chose » (les initiés disent, à tout hasard, des « ondes » électromagnétiques) à quoi notre organisme serait subtilement sensible (même si cette idée pose déjà une multitude de questions : comment, sur quoi agissent les astres, et comment connaît-on cette action ?).

Mais l'astrologie commune, celle des horoscopes, celle à laquelle tout le monde croit, va plus loin : elle ne suppose pas seulement que des astres lointains, dont la lumière met un temps fou à nous parvenir, sont doués d'une action spécifique, mais aussi que cette action est individuelle, personnalisée, différente selon le « signe » auquel chacun de nous appartient. Sur les Gémeaux, Mars n'aura pas la même action que sur les Capricorne (il va de soi que je nomme n'importe quel signe ; je pourrais aussi bien dire les signes X, Y ou Z, mais ce serait moins joli) ni Vénus sur les Bélier ou les Scorpion. Elle suppose aussi, en effet, que ceux qui portent ces signes sont radicalement marqués par la date et l'heure de leur naissance. Ils seront pour toujours Balance ou Lion, Taureau ou Cancer : une fatalité à l'état pur.

On tient enfin, avec les astres, les figures scientifiques et irrécusables de ces pouvoirs obscurs qui déterminent notre sort. Mon destin et mon caractère sont écrits et ils se lisent dans le ciel. Dans un ciel mathématique. Et ne reconnaît-on pas immédiatement un Scorpion ou une Vierge ? Et ce Scorpion ou cette Vierge ne disposent-ils pas d'un thème qui leur permet de savoir qui ils sont et où ils vont ?

J'ai le souvenir pénible d'un dîner, où, entraîné par une amie convaincue, j'ai dû subir, pendant des heures, les regards intrigués et les commentaires savamment scandalisés des convives. Ils ne voulaient pas croire que j'étais ce que j'étais censé être, et, selon eux, je le sentais bien, ce que je prétendais être. Je ne pouvais pas être… (Je ne dirai pas quoi ; on pourrait expliquer et disqualifier tout ce que je dis à partir de mon signe : « Bien sûr, un… c'est normal qu'il pense comme ça ! »)

Une dame astrologue, célèbre sur les ondes, admettait bien un jour qu'une personnalité était tout de même fortement déterminée par d'autres choses que les astres : ses antécédents, son capital génétique, le milieu, les conditions de vie, l'éducation, les parents, etc., et elle ne revendiquait pour l'astrologie que le pouvoir de révéler les tendances *possibles* du destin et de permettre ainsi à chacun de se décider en connaissance de cause. Grâce à ce discours très inhabituel, l'astrologie ouvrait les chemins de la liberté.

Cette dame ne nous disait cependant ni pourquoi ni comment chacun de nous était marqué par ce signe de liberté sous prétexte qu'il était né à tel endroit, à telle heure, tel jour de telle année. Faudrait-il croire que, à l'instant où le bébé sort du ventre de sa mère, les astres exercent sur lui une influence immédiate et définitive qui le fera penser, sentir et se conduire pour toujours d'une certaine manière ? On ne devient pas Scorpion ou Cancer, on naît ainsi. Et en fonction du seul instant de la naissance. On ne peut pas invoquer la date de la conception, l'inscription progressive du signe au cours de la grossesse : le lien entre la conception et la naissance n'est, en effet, pas absolu (tant de facteurs peuvent intervenir : un voyage, un accident, une émotion, des problèmes obstétricaux, les aléas de la vie professionnelle ou hospitalière peuvent déplacer, ne fût-ce que de quelques heures ou de quelques méridiens, le moment ou le lieu de la naissance).

Voici comment P. Adams qui, bien entendu, assure que « le succès actuel de l'astrologie (qui ne s'est d'ailleurs jamais démenti) *prouve* " qu'il y a quelque chose de vrai ", n'en déplaise aux sceptiques, aux scientistes et aux rationalistes invétérés » — qu'il s'interdit cependant de traiter d'imbéciles mais seulement de « gens prudents, frileux et fort peu imaginatifs » —, nous explique ce marquage initial et définitif :

« Supposons que nous nous trouvions dans un laboratoire de développement photographique. L'opérateur, pour obtenir une photo, va prendre une feuille de papier présensibilisé. Il l'exposera, pendant un bref instant, sous une lumière passant à travers le négatif de la pellicule. A l'issue de cette manipulation, la feuille de papier est toujours vierge. Il la plongera dans un bain appelé révélateur, et nous verrons apparaître des zones d'ombre et de lumière qui, après quelques secondes, représenteront la photo. »

Vient ensuite un titre en caractères majuscules :

« IL EN EST DE MÊME DE L'INFLUENCE DES ASTRES. »

Puis, reprenant le cours et les caractères du texte :

« A l'instant de sa venue au monde, l'être humain est comme une feuille de papier présensibilisé. L'hérédité, le passé génétique seront au nouveau-né ce que la dureté, la brillance, le grain seront au papier en question.

A l'instant précis où le nouveau-né échappe à l'univers maternel, où il prend sa première inspiration, où il se trouve en contact avec le champ électromagnétique créé par le soleil, la lune et les autres planètes du système solaire, il se trouve " impressionné " comme lorsque la lumière passe à travers le négatif de la pellicule.

Bien sûr, alors, il est toujours aussi " vierge " en apparence que la feuille de papier, même si celle-ci a déjà inscrit dans sa texture la photographie qui va apparaître. On la plonge dans un bain révélateur, et, pour le nouveau-né, le révélateur sera la vie. Au fur et à mesure de son existence, les zones claires et les zones sombres programmées au départ vont se manifester.

Pour les passionnés de photo, il est possible de poursuivre la démonstration en suggérant que, selon la température ou l'usure du bain révélateur, les contrastes de la photo apparaîtront plus ou moins vite.

Selon les difficultés de la vie, le potentiel de départ de l'être humain se découvrira plus ou moins vite.

Toujours est-il que si le négatif de départ est bon (ou si les planètes sont favorables à la naissance) la photo comme l'homme seront réussis. Dans le cas contraire, la photo sera floue ou carrément ratée... »

Ce texte que j'ai cité *in extenso,* y compris les points de suspension de la fin qui laissent sans doute entendre que la

« démonstration » aurait pu se poursuivre, pourrait « normalement » se passer de commentaires. On pourrait se contenter de rappeler que « comparaison n'est pas raison » et qu'un raisonnement analogique ne suffit pas à « prouver » quoi que ce soit.

Mais tout de même ! Comparer le « passé génétique » (?) à une feuille de papier, un bain révélateur à la vie, la « température et l'usure » de ce bain aux difficultés de la vie, le « champ électromagnétique » à la lumière qui traverse le négatif, etc., c'est un peu beaucoup. Et pourquoi diable le bébé est-il protégé de ce « champ » aussi longtemps qu'il est dans l'« univers maternel », pourquoi l'action de ce champ est-elle si immédiate (en agissant sur quoi, comment) et si longue l'action du bain (là, la comparaison ne marche même plus !) ?

Mais étant donné les conséquences (photo réussie ou carrément ratée), on comprend qu'une dame ait pu pleurer à chaudes larmes parce que, malgré ses prières, on n'avait pas retardé de quelques heures l'apparition de son bébé. Elle désirait si fort qu'il soit Lion, et elle avait tout calculé ! Car c'est ainsi : l'astrologie a pris une telle place qu'elle a même modifié le calendrier des naissances qui se font plus nombreuses au moment des « bons » signes. On fait ce qu'il faut pour ça.

Ce qu'on attend donc de l'astrologie, c'est à la fois la définition d'un caractère en fonction du « signe » et, toujours en fonction de ce signe et de l'influence spécifique sur ce signe d'une configuration astrale, les événements à venir ou, plus prudemment, leurs tendances dominantes. Le signe est celui du Destin, de ce qui est écrit dans notre personne et dans notre devenir, non pas décidé par la volonté des dieux, mais par le mouvement des astres.

Ainsi, Mme X, qui se connaît bien grâce à son signe, pourra-t-elle faire le thème de M. Y, son propriétaire, et savoir d'avance qu'elle gagnera le procès qu'elle lui a intenté.

Que les astres puissent imprimer un « signe » à chacune des cinq milliards de minuscules personnes qui peuplent notre minuscule planète, qu'ils puissent déterminer à quelque chose près ce qu'ils seront et ce qui leur arrivera a quand même de quoi surprendre. La connaissance de l'univers astral, si impressionnant, et qui inspire aux astronomes des envolées lyriques et des hypothèses fascinantes, aurait peut-être dû inspirer aux pauvres grains de poussière que nous sommes plus de modestie. Mais non !

De plus, la typologie caractérielle définie par les signes du zodiaque est pour le moins décevante. Comment peut-on se satisfaire de traits aussi rudimentaires, aussi purement descriptifs (comme ceux d'ailleurs de la graphologie et de la psychologie la plus commune) ? Être d'humeur égale ou coléreux, gai, entreprenant ou passif, etc., ne signifie pas grand-chose. Et encore moins si on prend en considération les conditions dans lesquelles ces traits sont destinés à se manifester. Pour un petit Congolais ou pour le descendant d'une famille bourgeoise de Paris, il y a peu de chances que l'autorité naturelle, le manque de réserve ou l'esprit d'initiative aient le même sens et les mêmes conséquences.

Et seul, sans doute, le manque de précision réelle des caractères définis par les signes interdit qu'on vérifie expérimentalement leur vérité et qu'on se contente de la conviction de ceux qui y croient. Pas plus que les superstitions, l'astrologie n'est, en effet, irréfutable. Rien n'empêcherait qu'on prenne un échantillon représentatif de personnes nées le même jour, à la même heure, et qu'on compare avec rigueur ce qu'en disent des tests, des entretiens, etc., et ce qu'affirment les astrologues.

A condition, bien sûr, que les astrologues soient tous d'accord. Des querelles, en effet, les divisent : fidèles à la tradition babylonienne, la plupart d'entre eux ne se seraient pas avisés que, depuis, les choses avaient changé, et que sont proclamées et se croient en toute bonne foi de tel signe des personnes qui, en fait, sont d'un autre signe. Ces querelles et rectifications sont trop « savantes » pour que nous nous en mêlions, mais du moins relativisent-elles les certitudes de ceux qui croient décider à bon escient sous prétexte qu'ils le font à partir de leur horoscope.

Et qui, en plus, sont convaincus qu'ils sont plus ou moins prédisposés à certaines maladies, plus ou moins portés vers certaines conduites aux conséquences fastes ou néfastes sur la santé, etc.

Avec les superstitions, des gestes qui ne renvoient à aucune causalité ni à une quelconque responsabilité, morale ou autre, ont acquis, au cours du temps, et sans que le souvenir de leur origine soit présent, le sens d'un signal qui alerte des puissances non définies et déclenche des événements ou l'orientation générale de l'avenir. Si je rencontre pour la première fois une personne un vendredi, nos relations seront chargées de malheur.

Les religions prétendent donner un « sens » à la vie et à la mort. Quand elles usent de signes, ces signes ont une raison : les puissances dont ils émanent ou sur lesquelles ils sont censés agir sont parfaitement définies et relativement intelligibles.

Avec l'astrologie, les signes n'ont qu'une seule direction : des astres vers nous. On peut les déchiffrer, ruser avec eux, leur obéir, mais en aucun cas les infléchir. Forme dégradée d'un système de signes, l'astrologie est donc à la fois une superstition inversée (celle-ci suppose une action significative sur un univers obscur, inconnu, tandis que celle-là suppose l'action d'un univers parfaitement défini, mais inaccessible), une religion (dont les dieux ont une existence matérielle incontestable et obéissent à des lois physiques et mathématiques rigoureuses), une magie dont les officiants sont des savants et dont le savoir peut être enregistré dans un ordinateur et utilisé par lui.

On peut difficilement faire plus « scientifique » avec, pour seul fondement de la foi, la tradition (qui demandait aux astres, et dans un autre contexte, tout autre chose) et la conviction que, pour une « raison » ou pour une autre, nous sommes ce que notre date de naissance a décidé pour nous. Avec l'astrologie, on a en quelque sorte affaire à un spiritualisme mathématico-physique.

Mieux vaut, sans doute, ne pas s'interroger sur ce qui porte à croire aveuglément dans des « sciences » comme la voyance (défendue un soir à la télévision au nom d'une « autre » pensée qui se serait libérée des catégories occidentales de la raison : le temps, l'espace, la causalité), les tables tournantes, la transmission de pensée, les lignes de la main, etc.

La graphologie passe pour être, elle, plus scientifique. On la prend généralement très au sérieux. A tel point qu'un honorable député n'a pas jugé indigne de lui de publier ses interprétations de l'écriture des vedettes du monde politique actuel. Et, comme on demandait à ce graphologue amateur mais averti s'il n'avait pas rencontré quelques surprises, il répondit que, dans un cas au moins, il n'en avait pas cru ses yeux : un ancien ministre que tout le monde croyait sûr de lui, autoritaire, donneur de leçons, s'était révélé à l'analyse graphologique doux, inquiet, doutant de tout et de lui-même. Désormais, on ne devrait donc plus entendre M. Raymond Barre dire « je sais », sans entendre « qui sait ? ». L'image, même soutenue pendant des années sans défaillance, ne tient plus devant la vérité révélée par la science.

Il est vrai qu'avec ce genre de caractérologie on ne se trompe jamais : « pile je gagne, face tu perds ». Un dur de dur ne cache-t-il pas toujours une âme tendre, la prudence n'est-elle pas le masque de l'audace ? Ce qu'on découvre ressemble à ce qu'on croyait : c'est donc vrai. Ce qu'on révèle est en contradiction avec ce qu'on sait : c'est encore plus vrai.

En examinant ce qu'on oppose à la rationalité scientifique, on voit donc que les médecines douces tiennent bien, comme nous l'avons dit, leurs promesses : elles ne jouent de la défiance à l'égard de la raison que pour la défier. Et, en même temps, elles démontrent combien il faut « raison garder ».

Leur pensée s'apparente selon les cas à un aimable délire qui, à partir d'une conviction initiale contestable, tient un discours apparemment cohérent ; à une superstition qui joue sur le bon et le mauvais en usant de signes sans référence ; à la pensée magique qui, par des moyens occultes, obtient des résultats inexplicables, et à des croyances, mais sans contenu ni représentation. Elle tire aussi bénéfice du discrédit dont une certaine « folie » frappe la raison, et on la crédite d'une intuition dont elle n'use que pour la révélation d'une idée.

En même temps, elle n'a ni les vertus ni les charmes de ces modes de pensée : elle n'a rien de sacré ni de poétique. On aurait aimé pouvoir dire des médecines douces ce qu'on dit de la médecine : qu'à défaut d'être une vraie science, elle est un art. C'est sans doute vrai des médecines traditionnelles, de la magie, mais pas d'elles.

La médecine tient, elle aussi, ses promesses, mais elles sont d'une autre sorte : elle nous faisait espérer quelques lumières sur notre corps et, dans une certaine mesure, sur notre esprit, et elle nous les apporte ; elle se déclarait incompétente en ce qui concerne le sens des choses, l'âme, l'Esprit, etc., et elle ne s'en mêle pas. Elle ne les exclut ni de la réalité de notre expérience ni de nos préoccupations, mais de son champ. Et les médecines douces nous apprennent ce que coûtent les confusions de compétences.

Ni vraiment rationnelles ni vraiment irrationnelles, les médecines douces sollicitent et obtiennent cependant la confiance. La connaissance rationnelle n'entraînant qu'une adhésion intellectuelle et ne satisfaisant pas le besoin de croire, les religions, les philosophies, les idéologies ayant été refoulées par le « réalisme », et ne tenant pas leurs promesses, tout se passe comme s'il ne restait plus qu'elles pour être (à condition de ne pas les connaître vraiment) le support non seulement d'une autre raison, mais aussi — c'est ce que nous allons voir maintenant — du respect de la nature, du refus de la violence, etc.

La Nature surnaturelle

Comme toutes les médecines douces, la « naturopathie » a un père fondateur : Samuel Thompson. Au début du siècle dernier, ce prophète a eu sa révélation, et avec ses élèves il a défini « le principe de vitalité, élément de combativité permanente dont le but est de débarrasser le corps de tous ses dépôts toxiques », et « déterminer ainsi la cause et l'effet ». On lui doit « le thème des quatre éléments composants du corps : air, feu, eau, terre. La santé résulte de l'équilibre de ces quatre éléments, la maladie, de leur déséquilibre ». « Thompson, Beach, puis des praticiens chercheurs américains ont donc établi une thérapeutique naturelle, homogène et féconde, dont nous héritons aujourd'hui. » Sans oublier que, « quelle qu'en soit la cause, *la maladie se combat par la chaleur,* puissance déterminante pour repousser le mal hors du patient par toutes les voies physiologiques de transmission » ; la diététique, le jeûne curatif (« le plus souverain et le meilleur »), l'hydrothérapie et la « biochimie » sont les armes de cette thérapeutique. La « biochimie » est, ici, l'usage des sels inorganiques. « Les tests d'investigation ont confirmé leurs fondements » et « les nouvelles découvertes dans le domaine biologique ont amené les biochimistes à confirmer ces théories[1] ».

Voilà. Tout est, ici, conforme à ce que nous connaissons de

1. Solange Ranty, *Revue du ministère des Affaires sociales, op. cit.*

la littérature des médecines douces. Le père fondateur, le principe unificateur, les dépôts « toxiques », les quatre éléments, les praticiens chercheurs (!) américains, la confirmation par des « tests d'investigation » et par les « nouvelles découvertes » dans le domaine biologique. Des affirmations (toujours les mêmes). Pas de preuves, pas de démonstrations, pas de travaux, pas de références. Et personne ne sera surpris d'apprendre que « leurs effets bénéfiques sont la résultante de principes établis selon les lois de la nature » et que la « biochimie » des naturopathes révèle que « le Dr Schvossler, par les douze sels de la médecine moderne et, plus tard, le Dr Carey, au cours de leurs recherches, ont mis en évidence leur relation avec les douze signes du zodiaque ». Ils nous manquaient.

A vrai dire, ce petit détour par la naturopathie n'a pas d'autre justification que de se donner un peu de bon temps. Parmi les médecines douces, la naturopathie ne compte guère. Elle ne mérite d'être citée que parce que le nom de naturopathie recouvre des pratiques très variées (mais toutes inquiétantes et qui ont défrayé la chronique), et parce qu'elle a poussé l'audace jusqu'à rattacher directement son nom à la nature (les autres médecines se contentent de se dire ou d'être dites « naturelles »). Et, aussi parce que ce qu'on nous en dit ici montre jusqu'où l'idée de nature, même quand elle est le centre d'une théorie, au point de lui donner son nom, peut être appauvrie, détournée : dé-naturée. Enfin, là encore, parce que ce texte est publié par la *Revue du ministère des Affaires sociales !*

Des médecines « naturelles » ?

Quand les défenseurs plus sérieux des médecines douces les appellent « naturelles », ils pensent à bien autre chose : à « notre » nature, ce naturel qui est inscrit en nous et qui nous détermine (ce qu'on appelle aussi le « terrain ») et à la nature qui nous entoure, bonne par nature, détentrice de secrets imperméables à la science, donc, d'une certaine manière, surnaturelle. Dépositaire de lois impératives qu'on ne peut violer sans qu'elle se venge, lieu où s'exprime la grande continuité entre le cosmos et l'être vivant, cette nature double est sacrée. Elle est ce qui s'oppose à une pensée qui prétendrait inscrire sa rationalité dans le réel, qui réduirait tout à un savoir spécialisé et morcelant. Elle est ce qui refuse l'artifice (chimique en particulier) et ce qui veut rendre leur place et leur fonction aux pouvoirs naturels de l'organisme, capable de trouver en lui-même et dans la nature les moyens de se défendre contre les agressions externes ; mais aussi contre tout ce qui viole les équilibres naturels : la science en général et la médecine en particulier. Elle est ce par quoi l'homme peut enfin se réconcilier avec sa vérité originelle, coïncider avec lui-même. Elle est aussi ce qui, à travers cet accord fondamental, rejoint l'Esprit et la Vie, contre une science de la Matière et de la Mort. Les lois intangibles de cette nature sacrée sont « écrites » et en elles est inscrit notre destin. Elles ne sont évidemment connaissables que par intuition ou par un savoir — une sagesse plutôt — archaïque, transmis par la tradition : car la Nature éternelle et ses lois sont forcément enracinées dans la nuit des temps et l'homme les a connues quand il était encore en communion immédiate avec une nature originelle, quand il construisait, à partir de ce qu'il en savait, une cosmogonie du Tout.

On oppose volontiers cette Nature à la nature qui fait l'objet de la recherche et de la science médicales. A tout ce que cette science sait de la respiration, de sa mécanique, des échanges gazeux, de ce qui la commande, de ce qui la perturbe, on se plaît, par exemple, à opposer ce que dit une sagesse ancienne sur « le souffle » et l'usage qu'elle en fait. Mais c'est une fausse opposition. Que, sans rien savoir de ce que sait la médecine, on sache, par une discipline de la respiration, communier avec l'univers, contrôler les rapports du corps, du monde et de l'esprit, ne suppose aucune incompatibilité entre ces deux types de savoir. La médecine n'interdit à personne ces exercices plus spirituels que physiques, mais on ne peut pas lui demander d'en attendre le traitement d'une tuberculose, d'un cancer ou même d'un asthme. Ce sont deux registres différents. On ne peut les opposer que si on nourrit l'ambition de nier la science en invoquant la sagesse. On sait ce qui est arrivé à Katherine Mansfield qui avait attendu de Gurdjieff — détenteur de la sagesse — qu'il guérisse sa tuberculose pulmonaire. Elle en est morte. Et, de toute façon, les exercices respiratoires en question ne se réfèrent pas le moins du monde à une respiration « naturelle ». Bien au contraire.

La nature qu'on invoque à propos des médecines douces n'a, de toute façon, rien à voir ni avec une ascèse quelconque qui permettrait une communion avec elle, ni avec la science qui permettrait de la connaître. Elle est, en fait, introuvable. Un mythe. Et, si on s'en tient à cette conception du naturel, seules les médecines douces qui se servent de plantes (phytothérapie, aromathérapie, herboristerie, etc.) et, à la rigueur, l'hydro ou balnéothérapie, pourraient se dire naturelles.

Bien sûr l'*homéopathie* peut prétendre que la loi de similitude est inscrite dans la nature, que c'est dans la nature (pas toujours) qu'elle trouve ses remèdes. Elle ne fait, en outre, qu'exploiter des « analogies de structure », naturelles forcément, entre les « mécanismes de défense » naturels déclenchés par des agressions de natures différentes. Analogies que la Providence a bien voulu prévoir — qui sont donc dans la nature — comme elle a insufflé l' « esprit » qui siège dans les doses infinitésimales. Mais on voit bien que cette Nature-Providence n'est pas vraiment naturelle : elle est une construction de l'esprit, plaquée sur la nature ; une lecture de la Nature partielle, limitée et rigide, orientée par une idée préalable des lois de la nature.

La *chiropraxie* est « naturelle » parce qu'elle ne fait intervenir aucun artifice ; seuls l'habileté du manipulateur, ses mains et son savoir agissent. Quand un manipulateur use de procédés électriques ou mécaniques (rayons, vibromasseurs, etc.), en général il déçoit. Il n'est plus « naturel ». A la rigueur, le laser, parce que c'est une mystérieuse lumière... Les manipulations ne sont naturelles que négativement, parce qu'elles n'usent pas de moyens artificiels, c'est tout.

L'*acupuncture* exploite des « énergies », mais on sait qu'elles n'ont pas grand-chose à voir avcc les énergies que la science de la nature connaît. Elle joue des cinq éléments naturels que sont le feu, l'eau, le bois, l'air et la terre, mais symboliquement. Elle rétablit des équilibres ; mais en quoi sont-ils naturels ? Et la pensée très élaborée, philosophico-religieuse, sur laquelle elle s'est construite et repose, n'est pas une sacralisation de la nature et n'est pas déduite, non plus, d'une étude de la nature. Il est vrai que l'acupuncture a, elle aussi, le mérite de ne pas être « chimique ».

A moins de réduire le naturel au non-chimique, c'est donc dans les *plantes* que la présence de la nature et ses vertus sont les plus évidentes, les plus immédiates. C'est là que s'exprime le mieux l'idée que la nature détient un secret et que ce secret est celui de la Vie. Contrairement aux minéraux, qui ne sont que de la matière inanimée, les plantes appartiennent au monde vivant, comme l'homme. Leur nature et celle de l'être vivant sont de même nature. Ils participent ensemble, spontanément, au mystère de la vie. Ils sont homogènes.

Et c'est bien évidemment de cette nostalgie d'une harmonie préétablie, de l'aspiration à la retrouver à travers une homogénéité de nature que jouent les médecines douces. Même celles qui n'ont qu'un rapport bien artificiel avec la nature.

L'émerveillement de Sganarelle

La science ne peut pas, elle, prétendre se servir de cette parenté immédiate. Elle est une construction, une interrogation du réel, à la limite une fiction, qui peut émettre, par exemple, des hypothèses vérifiables sur les mécanismes de la vie et de la mort, mais ne nous dit pas leur sens. Elle laisse intact le sentiment du mystère et entière notre insatisfaction devant ce mystère. Et c'est aussi ce qui la mobilise. Elle n'en finit pas de l'interroger, mais, du même coup, n'apporte de réponse définitive à rien.

Elle peut bien expliquer de quoi est mort cet enfant qui cesse subitement de vivre ou cet homme terrassé par un infarctus, mais elle ne peut rien contre la stupeur de l'esprit en face de ces corps intacts, auxquels ne manque, justement, que la vie. Comme un appareil dont le fusible a sauté et qui, aussi perfectionné qu'il soit, n'est plus qu'un amoncellement inerte de pièces inutiles. Un être mort, un être identique à lui-même, mais tout à coup privé de vie, exprime avec violence l'impénétrabilité du secret de la vie. La médecine reste au-dehors.

Comment aussi ne pas être émerveillé, stupéfait, devant le spectacle de la nature, devant ce qu'on en sait, ce qu'on en devine, ce qu'on en ignore. Un enfant qui naît, une rose qui fleurit, les amours des insectes, les pensées de l'être humain, tout est d'une telle complexité qu'on en reste ébahi. Honnêtement, on ne peut se satisfaire de ce que sont capables de nous en dire une science et une raison positivistes et réductrices.

> SGANARELLE : ... Encore faut-il croire à quelque chose dans ce monde. Qu'est-ce que vous croyez ?
> DOM JUAN : Ce que je crois ?
> SGANARELLE : Oui.
> DOM JUAN : Je crois que deux et deux sont quatre, Sganarelle, et que quatre et quatre sont huit.
> SGANARELLE : La belle croyance que voilà ! Votre religion, à ce que je vois, est donc l'arithmétique ?... Je voudrais vous demander qui a fait ces arbres, ces rochers, cette terre et ce ciel que voilà là-haut et si tout cela s'est bâti de lui-même. Vous voilà, vous, par exemple, vous êtes là... Pouvez-vous voir les inventions dont la machine de l'homme est faite sans admirer de quelle façon cela est agencé l'un dans l'autre ? Ces nerfs, ces os, ces veines, ces artères, ces... ce poumon, ce cœur, ce foie et tous les autres ingrédients qui sont là et qui... Mon raisonnement est qu'il y a quelque chose dans l'homme, quoi que vous puissiez dire, que tous les savants ne sauraient expliquer... (*Dom Juan,* acte III, scène 1.)

Molière triche : son Sganarelle en sait trop : il s'émerveille, doute que les savants sauraient tout expliquer, mais il admet déjà, lui, ce que les Diafoirus et la plupart des médecins de son temps refusaient de connaître. Écoutons justement Diafoirus, qui, présentant son fils à Argan qui le veut pour gendre, proclame, après avoir fait l'éloge de son art de disputer :

« Mais, sur toute chose, ce qui me plaît en lui, et en quoi il suit mon exemple, c'est qu'il s'attache aveuglément aux opinions de nos anciens, et que jamais il n'a voulu comprendre ni écouter les raisons et les expériences des prétendues découvertes de notre siècle touchant la circulation du sang, et autres opinions de même farine. »

Et le fils confirme : « J'ai, contre les circulateurs, soutenu une thèse. » (*Le Malade imaginaire,* acte II, scène 5.)

Il y a bien deux manières de s'émerveiller : celle de Sganarelle et des « circulateurs », et celle des croyants, Purgons et naturopathes, qui savent les secrets sans avoir besoin d'interroger la nature, qui se disent en continuité naturelle avec ses lois.

Ceux-ci savent tout, par intuition. Ceux-là s'étonnent, admirent, cherchent à savoir et à comprendre et découvrent très vite que, plus ils en savent, plus ils admirent et plus ils veulent en savoir davantage. Sans fin. Pour les uns, les lois de la nature sont celles qu'ils découvrent en interrogeant la nature. Pour les autres, ce sont les lois qui leur permettent d'agir, sans les connaître, sur une nature qu'ils ne connaissent pas. Et cette connaissance immédiate séduit parce qu'elle vient à la rencontre du sentiment que nous avons tous que la nature — celle de notre environnement — est plus proche de nous, plus semblable à nous que toutes les créations de l'homme. Comme si l'homme dans la nature était une harmonie préétablie que les interventions de l'homme ne peuvent que briser.

La bonne nature

Il est certain qu'on a un goût naturel pour le naturel : on préfère le cuir au skaï, la campagne à la ville, le bois au plastique, les vraies fleurs aux plantes artificielles. On va spontanément vers le chant des oiseaux, la lumière du soleil et les caresses de la mer pour se « ressourcer ». On est convaincu que le cru est plus sain que le cuit, que le surgelé est une invention du diable. On aime que les autres soient « naturels », se comportent avec naturel. Il n'est même pas nécessaire de croire en Dieu pour être sûr que sa création est plus vraie que celle de l'homme.

Qu'importe alors que ce que nos goûts opposent ainsi ce ne soit pas le « naturel » et l'artificiel, mais l'authentique et le factice, le vrai et le faux. On préfère le cuir ou la campagne comme on préfère un « vrai » Goya à sa reproduction, un film en version originale, et Shakespeare dans sa langue. Si nous regardons autour de nous, rien, ou presque rien de ce que nous tenons pour naturel ne l'est vraiment : toujours l'homme et son industrie sont intervenus pour transformer, fabriquer et, à partir des ressources naturelles, créer, pour notre confort, de l'artifice.

On comprendrait, à la rigueur, que, pour séparer le « bon » du « mauvais », la frontière passe entre ce qui était présent dans la nature — création d'une puissance organisatrice, un dieu ou la nature — à l'origine (quelle origine ?) et ce que l'homme, par son industrie, a pu « créer ». Puissance désorganisatrice de l'ordre originel, il porterait offense à la création. Mais que faire alors des végétaux issus de croisements, de greffes (à commencer par la banale clémentine de l'abbé Clément, un hérétique sans doute), des animaux d'élevage, etc. ? Et de quel droit interviendrait-on, fût-ce avec des plantes, sur des maladies naturelles ?

Qu'importe aussi que seule la technique nous permette de jouir de la nature, de manger à n'importe quel moment les fruits de toutes les saisons, de conserver nos aliments, de ne pas mourir de faim et de froid ? (On survit mieux dans un sous-marin ou dans un vaisseau spatial qu'au Sahel.) Qu'importe que la nature ne soit faite de bout en bout que de chimie, et que si les plantes sont comme nous, vivantes, nous ne consommons jamais, pour nous nourrir ou nous soigner, que des cadavres de plantes ? Sans compter que les préparations, décoctions, tisanes, percolations, infusions — et aujourd'hui pilules, gouttes et comprimés — ne peuvent rien laisser subsister de ce qui pouvait être vivant en elles.

Qu'importe même que la nature ne soit pas bonne mais

traître et inamicale : la mort est naturelle, et les maladies, et les microbes, et les virus, et la faim et la soif. La nature n'est bonne qu'inventée, utilisée, domestiquée.

Qu'importe tout cela : la nature est notre amie, notre complice, notre soutien. Et elle nous est offerte.

Le secrétaire d'un milliardaire, venu préparer le séjour de son maître, exige qu'on améliore la qualité du sable de la plage (trop blanc), qu'on dresse une digue pour atténuer la violence des vagues, qu'on élimine tous les insectes et qu'un avion vienne disposer dans le ciel quelques nuages discrets pour rompre la monotonie d'un ciel uniformément et constamment bleu. A peine installé dans un moelleux transat, sur la plage à lui seul et à sa suite réservée, et dégustant une boisson bien glacée, le milliardaire soupire : « Je me tue à vivre en ville et à gagner de l'argent quand la nature offre tout ça gratis ! »

Il n'est pas sûr que les Pygmées ou les Indiens des Andes aient la même conviction. Ni, non plus, ceux qui ont été mordus par un serpent, qui ont mangé des amanites phalloïdes, qui sont dévorés par des insectes, envahis par des parasites, ou qui sont emportés dans un cyclone, noyés dans une tempête, ensevelis sous les laves d'un volcan.

Mais, pour le citadin qui souffre des pollutions (ce qui n'empêche pas les enfants des villes de se porter mieux que les petits campagnards), des contraintes de la ville, du métro, du bruit, des autres, quelle joie, en effet, d'aller prendre le « bon » air à la campagne, dans une maison rustique bien agencée, de tondre sa pelouse, de tailler ses rosiers et de manger des saucisses cuites sur du charbon de bois !

Non, hélas ! La nature n'est pas naturellement « bonne ». L'homme n'a jamais fini de se protéger de ses menaces, de se libérer de ses contraintes, de se construire un espace de sécurité et de paix. Qu'il en rajoute, qu'il en fasse trop, qu'il se fabrique une autre nature tout aussi mauvaise n'empêche pas qu'il ne faut pas trop compter sur la nature, y compris la nôtre, pour être heureux et bien portant. Le bon sauvage, c'est bien, mais on peut manifestement faire mieux.

La « vie » des plantes

Et pourtant, on y croit. Il semble naturel que, naturelles, les plantes, pour revenir à elles, soient de meilleurs médicaments, et moins dangereux, que les produits « chimiques » de la médecine.

La médecine elle-même n'a d'ailleurs jamais contesté l'usage des plantes médicinales. Elles ont même, longtemps, constitué l'essentiel de l'arsenal thérapeutique le plus « officiel ». Et elles sont encore largement utilisées.

Mais la médecine :

— ne résume pas son usage de la nature aux seules plantes ;

— ne résume pas sa thérapeutique au seul usage de la nature ;

— ne se contente pas, quand elle en use, de ce qui s'offre à elle à partir d'un savoir traditionnel. Elle rationalise ce qu'elle en fait.

Dès qu'elle l'a pu, dès que sa science chimique le lui a permis, la médecine s'est en effet attachée à passer de la plante à son ou ses principes actifs, et quand elle les a bien isolés, à les reproduire par synthèse ou à inventer des produits qui ont des effets similaires ou supérieurs aux siens. On passait ainsi par exemple de la teinture de digitale à la digitaline, et de la digitaline à des digitaliques de synthèse, de l'ergot de seigle à ses différents alcaloïdes, du quinquina aux antipaludéens, etc.

Cela n'était ni privé de raisons ni dépourvu d'avantages puisqu'on obtenait ainsi des produits purs, parfaitement stables, de formule et d'action constantes. Il était donc plus facile d'en connaître théoriquement et pratiquement les actions, les effets secondaires, les contre-indications. L'expérimentation en était plus facile et fiable, la fabrication industrielle moins hasardeuse et, en principe, moins onéreuse. Quand on fabrique et quand on prescrit des comprimés de digoxine, on sait mieux ce qu'on fait que quand on prescrit des gouttes de teinture de digitale. A une « nature » incertaine la médecine substitue la rigueur de l'artifice scientifique.

L'industrie moderne qui fabrique maintenant les médicaments à base de plantes lui retourne aujourd'hui le compliment. Du fait de cette fabrication industrielle, elle se flatte de fournir des produits parfaitement étalonnés, de concentration et d'efficacité stables. Et, surtout, l'expérimentation aurait prouvé que, selon le principe que le tout n'est pas seulement l'ensemble des parties, l'extrait total d'une plante a un effet propre, distinct de celui des principes actifs qui la constituent, que chacun de ces principes soit prescrit séparément ou même qu'ils le soient tous ensemble.

Toute la démarche scientifique serait donc frappée d'un grave péché antinaturel. Mais tout n'est, bien sûr, pas aussi simple. En effet :

— pour l'instant, en tout cas, l'expérimentation de ces plantes médicinales industrielles n'a pas la rigueur de l'expérimentation faite sur les médicaments que la chimie en a extraits ;

— l'expérimentation prouvant la supériorité du tout sur l'ensemble des parties n'a été pratiquée que sur quelques plantes. En revanche, on connaît depuis longtemps la fiabilité des extraits et, aussi, les dangers de la plante totale. Le pavot, la belladone, l'aconit, etc. sont de redoutables poisons. Et tant d'autres. L'ergot de seigle par exemple (une maladie du seigle) s'était fait connaître par les intoxications mortelles qu'il provoquait avant qu'on ait isolé puis synthétisé les alcaloïdes qu'on utilise aujourd'hui très largement. Le *rauwolfia serpentina,* qui a suscité un grand enthousiasme juste après la guerre comme thérapeutique de l'hypertension (les Indiens s'en servaient depuis des siècles), a beaucoup déçu, puis a repris un peu de crédit quand on en a isolé les principes les plus actifs, pour enfin céder la place à des produits synthétiques plus logiques et plus actifs (on pourrait multiplier les exemples) ;

— la médecine a une trop large et trop longue expérience des produits d'origine végétale et des médicaments synthétiques que les plantes lui ont inspirés pour que leur effet puisse être mis en doute. Pour les comparer défavorablement aux extraits totaux des plantes, il faudrait reprendre toutes les études à zéro (si on veut être sérieux) ;

— enfin, la médecine, elle, ne s'en tient pas là. Elle ne se contente pas des produits « naturels » ou non, extraits des seules plantes. Toutes les thérapeutiques déduites de ce qu'on sait de la physiologie, et des désordres de cette physiologie qui provoquent certaines maladies, sont, du moins au départ, d'origine « naturelle », animale ou humaine : les hormones — y compris la cortisone —, les vitamines (combien faudrait-il manger d'oranges pour absorber l'équivalent de vitamine C qu'on utilise à doses thérapeutiques — pharmacodynamiques — et pas seulement aux doses qui préservent de la carence [le scorbut], pratiquement inconnue dans nos contrées ?), les antibiotiques (la pénicilline a été découverte à partir d'une moisissure), l'insuline, la calcitonine, la dopamine (médiateur cérébral), la foldine (contre l'anémie macrocytaire), etc. ;

— et la médecine ne se limite pas non plus aux traitements « naturels » sur lesquels un savoir traditionnel a attiré son attention ou que ses recherches lui ont permis de découvrir. Les radiations ionisantes, la chirurgie, les diurétiques, le laser, etc., n'ont rien de « naturel », mais ils sont bien utiles.

L'attachement au naturel exclusivement végétal suppose que la fleur, le fruit ou la racine des plantes médicinales contienne un « principe » de vie qui les rendrait supérieures non seulement à la chimie mais aussi à tout ce que la nature non végétale a pu nous apporter. Même la supériorité supposée de la plante totale sur ses principes actifs ne suffirait pas à établir l'existence éventuelle d'un principe qui serait celui d'une « vie » enserrée dans les molécules végétales complexes et qui, leur fournissant un « plus » indiscernable, leur conférerait des vertus « vitales » refusées non seulement à l'inerte mais aussi à tout ce qui serait d'origine humaine ou animale.

De plus, cette conception naturo-vitaliste définit un statut très particulier de la maladie et de son traitement. Si la Providence a bien voulu répartir dans la nature les traitements préconçus de toutes les maladies, c'est donc que ces maladies sont, elles aussi, « naturelles », inscrites dans la nature. Mais, en même temps, cette conception laisse toujours entendre qu'elles sont le fruit de notre irrespect à l'égard des lois de la nature. Il faut donc supposer que la Nature-Providence a même prévu les remèdes pour des maladies qui ne résulteraient que d'une contravention à ses lois. Elle les avait, elles aussi, prévues, et prévu la manière d'y faire face.

Cette Nature-Providence est, en outre, d'un « naturel » farceur. Elle ne nous dit pas tout de suite où sont les remèdes. Elle les a cachés dans la nature, comme on cache un visage ou un objet dans un dessin représentant un paysage. Il faut les découvrir. Et, toujours, le grand secret de ce jeu de piste est l'inévitable analogie. L'exemple le plus célèbre est celui de la colchique. Ses racines ressemblant, disait-on, aux doigts d'un goutteux, il allait de soi qu'on l'expérimentât dans la goutte. (Ce « signe » par lequel la plante se fait reconnaître est une « signature ».) Or il se trouve que, même aujourd'hui, la colchique est le traitement de la goutte. (Même si ses racines ressemblent à des doigts d'arthrosiques et non de goutteux.) Mais qu'on ne s'inquiète pas — ou ne se réjouisse pas — trop vite. Les exemples d'une aussi belle coïncidence sont rares, les signatures sont souvent trompeuses et les analogies hasardeuses.

D'autre part, les phytothérapies, les aromathérapies, l'herboristerie, etc., semblent d'autant plus justes, adaptées, qu'elles sont moins rigoureuses dans leurs définitions des maladies et de l'action des plantes. Quand on se borne à « éliminer les toxines », à « stimuler les défenses », à « purger » le sang, à « libérer » la respiration, etc., et quand on décrète, ou observe, que le séneçon agit sur les « troubles gynécologiques » (quelle curieuse famille de maladies désignée par le seul lieu de ses méfaits), la valériane sur les « désordres nerveux », etc., on ne risque pas beaucoup de se tromper puisqu'on reste dans un flou artistique et commode.

Si bien qu'on s'aperçoit que la médecine non naturelle est bien plus proche de la nature et de ses lois que les médecines dites naturelles. Quand elle utilise les plantes, elle sait ce qu'elle fait. Et quand elle parle de « moyens de défense », elle sait de quoi elle parle ; quand elle décrit une nature de la personne, elle sait ce qu'elle désigne.

Les mécanismes de défense

Les médecines douces font constamment appel, pour expliquer leur action, à une stimulation des « moyens de défense ». Ce sont, en face des critiques, leurs moyens privilégiés de défense. Forcément : ne connaissant pas et ne reconnaissant pas une action pathogène externe, elles ne peuvent pas la combattre (ce serait de l'allopathie) ; ignorant les troubles des fonctions et ces fonctions elles-mêmes, elles ne risquent pas de les corriger. Or, elles guérissent. C'est donc qu'elles font appel aux ressources naturelles du corps malade, à ses mécanismes de défense contre ces agressions ou ces défaillances inconnues. Et puisqu'elles guérissent en stimulant ces mécanismes, c'est qu'elles savent comment les stimuler. Donc, elles n'ont pas besoin de les connaître. Ils sont simplement définis comme ce qui est là puisqu'on agit sur eux. L'action prouve leur existence, et leur existence explique l'action.

Il faut avouer que la démarche médicale est exactement l'inverse. La médecine connaît les mécanismes de défense, mais elle ne sait pas les utiliser vraiment (sinon par des vaccinations). Elle en sait long sur les réactions sanguines et hormonales aux agressions, sur la fabrication des anticorps, etc. (au point que, non spécialiste, on s'y perd un peu). Si on n'en savait pas tant, on n'aurait d'ailleurs jamais identifié le SIDA, mais si elle savait comment stimuler les réponses qu'elle connaît, elle aurait depuis longtemps guéri le SIDA et d'autres maladies.

Si bien que, partant du raisonnement simpliste que la maladie résulte d'une défaillance des réactions de défense, la médecine se croit autorisée à les aider non pas en les stimulant, mais en combattant à leurs côtés. Et on la voit qui distribue antibiotiques, cortisone, etc., qui pratique des greffes (grâce à la connnaissance des incompatibilités tissulaires qu'on doit au Pr Dausset) et des vaccinations (qui ne font pas que stimuler mais installent durablement l'immunité).

Et ne l'a-t-on pas vue, sous l'influence de Pasteur, vouloir tout expliquer par le dehors (les microbes et le reste) et mépriser le dedans (le terrain qui se défend) ? Comme si l'homéopathie ne nous avait pas enseigné les diathèses, psoriques et autres, comme si les tempéraments et les signes n'existaient pas, comme si les ondes électromagnétiques issues des planètes ne nous avaient pas marqués.

Et la médecine ne connaît pas seulement les structures de l'immunologie — générale et individuelle —, mais aussi la génétique. Mais, là encore, elle ne sait pas s'en servir. Quand on a appris que tel rhumatisme frappe plutôt tel groupe HLA, que la psychose maniaco-dépressive ou le cancer du côlon sont sous la dépendance d'un gène, on est bien avancé. Alors que les médecines douces, elles, n'évoquent, sans les connaître, les tempéraments que pour mieux diriger leur thérapeutique, pour l'adapter à chacun « selon son tempérament », la médecine ne tire de sa connaissance de l'hérédité qu'une totale impuissance : ce n'est pas demain qu'elle saura modifier notre patrimoine génétique et, de ce qu'elle en sait, elle ne déduit aucune conclusion pratique.

La question est donc simple : comment peut-on prétendre tirer d'une étude de la nature des lois inutilisables et méconnaître les lois qu'on tire d'une simple intuition de la nature ?

Bacon (héros involontaire, mais constamment invoqué, des partisans des médecines douces) n'a-t-il pas dit que, pour se servir de la nature, il fallait d'abord lui obéir ? Qui aurait bien pu en conclure que, pour lui obéir, il fallait d'abord la connaître ?

La médecine semble constamment proclamer le fameux « pourquoi faire simple quand on peut faire compliqué ». On ouvre le moindre traité de médecine ou la moindre revue et, même si on n'est pas totalement ignorant, on est vite dépassé, perdu. Sur n'importe quoi, au hasard, la fonction de la membrane cellulaire, l'interprétation d'un scanner, les médiateurs chimiques du cerveau, le faisceau de Hiss, les histocompatibilités, les lymphocytes T, le traitement de l'infarctus et des myélomes, etc., la science médicale semble sans limites et d'une épuisante complexité.

Mais, très vite, on se reprend, on se console. Ce ne sont pas ces savoirs morcelés, ces recherches partielles et vétilleuses, ces connaissances spécialisées qui nous permettront de connaître les vraies lois de la maladie et son traitement. Au contraire, on s'en éloigne et on se perd dans des détails superfétatoires alors que la connaissance d'une loi unique permet de tout comprendre, de tout soigner : les aiguilles pour les uns, les doses infinitésimales pour les autres, les équilibres vertébraux, les plantes et leurs secrets. Au moins, on y voit clair.

La connaissance de la nature, on ne peut donc pas l'attendre d'un savoir matérialiste et fragmentaire, des élucubrations de rats de bibliothèque ou de laboratoire ; elle est intuitive, révélée grâce à une illumination fulgurante, à une communion intime avec la vraie nature des choses, ou elle n'est pas.

Notre nature

De toute façon, que ce soit à cause des astres ou de notre « terrain » personnel, notre nature est fixée une fois pour toutes. Être Taureau ou psorique, de feu ou de tempérament « arthritique » ou « pulmonaire », c'est ce qui compte. C'est en raison de cette nature qu'on est ce qu'on est, mais aussi qu'on sera frappé de telle maladie que la science naïve attribuera à des causes qui ne sont que conjoncturelles, ou même victime d'un accident que la gendarmerie, stupide comme on sait, fera rentrer dans ses statistiques inutiles.

Tout le monde n'a pas un cancer, tout le monde n'est pas constipé, tout le monde n'est pas malheureux en amour. Ce n'est quand même pas un hasard. C'est en nous. Et, selon la formule préférée des médecines douces : « Les recherches modernes génétiques ne viennent-elles pas confirmer que tout est, à l'avance, déterminé ? »

L'hygiène

A voir ce que les médecines douces font de la nature, on éprouve quelque honte à avoir critiqué la prévention médicale, cette forme moderne de l'hygiène, sous prétexte que des préoccupations moralisantes se glissent dans ses interdits et ses injonctions, que les données statistiques sont interprétées, forcées, que son message est perverti — à l'émission et à la réception — par une peur soigneusement entretenue et exploitée, et que la liberté individuelle est menacée. Du moins, des études existent-elles, et leurs résultats ne sont pas inventés. Le soupçon — contre le tabac, le sucre, la sédentarité, une mauvaise alimentation — est préalable à la preuve et l'oriente, mais la preuve est au moins recherchée, et généralement établie.

Rien de semblable avec l'hygiène dont se flattent tant les médecines douces. Le « vous êtes ce que vous mangez » repose sur quoi, sur quelles recherches, sur quelles données expérimentales ? En quoi la doctrine homéopathique peut-elle fonder la moindre prescription, le moindre interdit ? Tout est dicté dans le meilleur des cas par le bon sens et, le plus souvent, par une pensée analogique ou superstitieuse.

Et quand la science alimente une attitude écologique, c'est par une vraie connaissance des lois de la nature et des conséquences réelles de la pollution ou de la destruction de l'environnement et non pas par l'idée sacrée d'une nature intouchable et parfaite, dont on ne sait d'ailleurs plus ce qu'elle nous dicte : pour la respecter, faudrait-il vivre comme un homme préhistorique ou comme les yogis, comme des anges ou comme des bêtes ?

En face des médecines douces qui parlent si haut, qui se flattent si fort de leurs savoirs intuitivo-rationnels et de leur efficacité personnalisée, il n'est peut-être pas inutile de rappeler que nous devons à la médecine « officielle », chimique et antinaturelle, ce que nous attendions depuis des millénaires des médecines traditionnelles, et depuis deux siècles de l'homéopathie.

Ces médecines auraient-elles donc attendu l'avènement de la médecine scientifique pour se mettre soudain à tout guérir, y compris les maladies qu'elles auraient été bien en peine de connaître ? Nous cachaient-elles soigneusement qu'elles savaient, sans le dire, prévenir la mort d'un vieillard frappé d'une pneumonie, d'un enfant atteint de méningite tuberculeuse ou d'une appendicite aiguë ? Guérissaient-elles en cachette l'infarctus du myocarde et le cancer de la prostate ? Les plantes diurétiques sauvaient-elles les malades atteints d'un œdème aigu du poumon que sauvent les diurétiques chimiques ? Traitait-on par l'acupuncture les décollements de la rétine que le laser empêche souvent d'aboutir à la cécité ?... (la liste serait interminable). Ou bien ne souffraient et ne souffrent de ces maladies que ceux qui, aveuglés par la passion rationaliste, refusaient le recours à la nature, à « leurs moyens naturels de défense » et aux médecines naturelles ? Ou bien encore auraient-elles aujourd'hui, soudain, fait de miraculeux progrès ?

En plus, les médecines « naturelles » n'ont, en fait, pour la plupart d'entre elles, rien à voir avec la nature. Elles ne justifient cette appellation que par opposition aux moyens que la médecine tire, en fait, et de la nature et de la connaissance qu'elle acquiert peu à peu de ses lois. Elles ne la revendiquent — ou on ne la revendique en leur nom — que pour profiter de la croyance — pas aussi naturelle qu'on croit — dans une « bonne » nature. Elles mobilisent du même coup tout ce que cette idée d'une harmonie naturelle fondamentale de la vie et du monde draine avec elle. Et elles font de toute action rationnelle sur elle un péché et un crime.

Elles feignent de savoir ce qu'elles ignorent, elles prétendent se servir de ce qu'elles ne connaissent pas, elles déifient une nature qu'elles inventent. Et, une fois de plus, elles détournent à leur profit ce que la médecine incarne et satisfait beaucoup mieux qu'elles.

Les doux leurres de la douceur

La non-violence et la dénégation

« Si la violence répond à la violence, quand finira la violence ? » Apparente ou masquée, revendiquée ou subie, légitimée ou réprouvée, la violence est partout, dans la rue et dans la nature, dans les rapports individuels et dans la vie sociale et politique, dans les lois économiques et dans les conflits internationaux. Dans les cœurs et dans les esprits. Et même dans la science. Et en chacun de nous. Destructrice et meurtrière, elle ne frappe pas seulement les corps qu'elle annihile ou mutile, mais aussi les âmes qu'elle terrorise et pervertit. Qui pourrait bien vouloir perpétuer son règne en étant soi-même source et porteur de violence, ou même en répondant à la violence par la violence ? Et pourtant, si comme on peut chaque jour le constater, la violence se poursuit et se multiplie, ce n'est sûrement pas seulement à cause de notre lâcheté et de l'agressivité qu'elle réveille en chacun de nous et dont elle se nourrit. C'est peut-être qu'il y a aussi, dans la dénonciation de la violence, une tricherie, une hypocrisie. Et que parfois on la soutient en feignant de la combattre.

La formule inspirée de Gandhi a au moins le mérite d'être honnête : elle suppose et dénonce une violence initiale. C'était, pour lui, la présence anglaise aux Indes. Cela peut être, ailleurs, la dictature ou tout simplement l'injustice du système. C'est pour nous, ici, la violence de la maladie et de la mort. Et la malhonnêteté serait peut-être de nier cette violence initiale, au lieu de chercher les moyens de la désarmer et de lui répondre sans l'aggraver. La non-violence, en médecine et ailleurs, ne peut pas être une résistance passive, neutre, qui, fruit de la dénégation, n'aboutirait qu'à la complicité. Il lui faut être une résistance active, mais avec d'autres armes. Il n'y avait pas beaucoup de « douceur » chez les Indiens qui allaient se coucher sur les rails devant les trains ou qui affrontaient, poitrines nues, les balles et la mitraille ; la violence du ressentiment et la révolte n'étaient sûrement pas absentes de leurs cœurs.

Le refus de la violence, ou, si l'on veut, la « douceur » que les médecines douces sont censées incarner, ne s'exprime pas en affrontant la violence — naturelle — de la maladie et de la mort mais en la déniant. Elle est une fiction : la douceur triomphant de la douleur par une opération de l'esprit, grâce à une « autre » conception de la maladie. Et le succès de cette fiction se nourrit d'une double terreur : celle de la maladie et celle de la médecine scientifique.

Exemple même de la violence, la guerre est une horreur à la fois générale et privée. Comme l'étaient aussi les épidémies. Aujourd'hui, dans nos pays, ces deux formes de l'horreur se sont séparées : d'un côté, une menace diffuse, vécue comme si elle était abstraite : le nucléaire, la science, la « crise » ; et, de l'autre, les violences frappant directement des personnes (même si, à travers elles, autre chose est visé) : la délinquance, la torture, le terrorisme. Et la maladie.

La médecine offre à la fois l'image d'un pouvoir diffus et incontrôlable et celle d'une menace individuelle. On se demande quelles ruptures elle va encore opérer dans notre univers, dans notre rapport avec notre corps, avec la nature, avec les autres. Elle se flatte de transformer nos modes de reproduction et menace les structures qui lui étaient attachées (la famille, les relations amoureuses). Elle fait peser la menace de catastrophes en manipulant les virus, les bacilles, pour en faire ses auxiliaires. Elle prend un morceau de l'un pour le donner à l'autre, elle peut créer des êtres nouveaux. Elle peut remettre en cause notre identité même. Et, en même temps, on peut éprouver tous les jours, sur soi ou sur des proches, les effets de sa violence, la puissance redoutable des armes dont elle semble se servir sans prudence ni discernement.

Les médecines douces arrivent à point pour exprimer la peur qu'inspire cette médecine. C'est un fait que, malgré les vantardises des laboratoires homéopathiques, elles ne courent pas le moindre risque, elles, de modifier la société ou l'être humain et qu'elles ne manifestent pas une agressivité spectaculaire. Elles ne font pas peur.

Il ne faudrait cependant pas confondre les apparences et la réalité ni opposer des apparences à une réalité : la maladie. L'abstention peut très bien avoir toutes les apparences de la douceur et être pourtant complice de la violence. Et la « douceur » dont se flattent les médecines douces et la « dureté » dont on accable si volontiers la médecine scientifique n'ont peut-être pas l'évidence qu'on leur prête.

La « douceur » ?

Et d'abord, qu'y a-t-il de si doux à se faire tordre le cou par un ostéopathe ? Et les breuvages concoctés à partir des plantes, les injections multiples des mésothérapeutes, les doses infinitésimales, les aiguilles des acupuncteurs sont-ils vraiment aussi doux qu'on le dit ?

Les homéopathes admettent — affirment plutôt — que les doses infinitésimales sont dangereuses quand elles ne sont pas utilisées à bon escient, et qu'elles sont d'autant plus dangereuses qu'elles sont plus fortement diluées (quand il y a, si on peut s'exprimer ainsi, de plus en plus *pas* de produit actif dans la dilution). On peut évidemment soupçonner cette mise en garde d'avoir pour but de préserver l'exclusivité de leur pratique, mais on peut supposer aussi qu'ils pensent ce qu'ils disent. En tout cas ce qu'ils disent est logique (et valable pour toutes les médecines et pour toutes les actions) :

— on imagine mal que ce qui est assez actif pour faire du bien pourrait ne jamais faire de mal, ou que ce qui ne peut faire aucun mal puisse avoir la moindre action (même l'eau la plus simple peut être à l'origine d'intoxications aiguës) ;

— on sait bien, d'autre part, que toute action peut, en fonction des circonstances — de son intensité, du terrain sur lequel elle intervient, etc. —, voir son effet inversé : le froid, le chaud, la lumière et l'ombre, les médicaments, le repos et l'activité peuvent tantôt être bienfaisants et tantôt avoir des conséquences négatives (l'homéopathie repose sur l'inversion des effets selon les doses) ;

— on sait aussi que tous les phénomènes sont l'expression de forces contraires (l'acupuncture joue du conflit Yin-Yang).

Si elles ne pouvaient faire que du bien, seules les médecines douces aboliraient donc, par miracle, les contradictions et l'inversion des effets. Et, pour elles seules, l'erreur n'existerait pas ou serait sans conséquence. Une mauvaise manœuvre ostéopathique ne provoquerait jamais le moindre désastre tandis qu'une bonne manœuvre aboutirait chaque fois à un miracle. L'effet des aiguilles de l'acupuncteur serait toujours positif ou nul. Maniées par les spécialistes de la nature, les plantes, dont on sait depuis toujours qu'elles peuvent être nocives ou même mortelles, n'auraient jamais que des effets bienfaisants. Cela serait surprenant.

L'expérience montre qu'au contraire toutes ces thérapeutiques peuvent avoir des conséquences parfois dramatiquement négatives, que les douleurs peuvent être aggravées par une manipulation maladroite (qui peut même déclencher des paralysies), que le traitement par les plantes peut être désastreux, que des patients ressentent très mal l'effet des aiguilles et fuient, sans le dire bien sûr, l'acupuncture. Et qui peut prétendre que, par le simple fait d'être administrées par l'injection multiple du mésothérapeute, des médicaments qui sont les mêmes que ceux de la médecine n'ont plus, soudain, que des effets positifs ?

De plus, en dehors des effets directs (et des conséquences que pourrait avoir une méconnaissance de la vraie maladie, mais nous avons décidé de ne pas en parler), le comportement des médecines douces entraîne presque toujours une obsessionnalisation du symptôme et du traitement. Entrant dans le jeu de la plainte des patients, on prend leurs symptômes au mot. Et on ritualise le traitement. Le symptôme ne renvoyant pas, en effet, à la cause et au mécanisme d'une maladie identifiée, il ne peut qu'être reconnu comme une entité pathologique et pris à la lettre. Les médecines douces ne peuvent pas assener l'exaspérant « ce n'est rien » ou le plus exaspérant encore « c'est psychosomatique » (ou tout simplement « nerveux »), mais elles ne peuvent pas non plus interpréter le symptôme : ne renvoyant à rien, comment pourrait-il vouloir dire autre chose que ce qu'à première vue il dit ? Si la constipation ou la céphalée, les palpitations ou le rhume ne sont que ce qu'ils sont, s'ils ne peuvent être rapportés à une lésion du côlon ou à une colite, à un trouble de la conduction intracardiaque, à un virus, à une allergie, à un désordre de la circulation cérébrale, à un défaut visuel, etc., si on ne peut même pas y entendre un message d'un autre ordre, ils sont réduits à être des « maladies » dont il devient impossible de sortir. Le message, le signe ne disent rien d'autre qu'eux-mêmes. Et on fabrique ainsi, de toutes pièces, des hypocondriaques : convaincus que toute plainte est justiciable d'un traitement (elle ne peut pas être niée ni expliquée), les patients refusent qu'on leur dise qu'elle n'en vaut pas la peine. La douceur apparente s'est muée en piège.

On peut certes penser que cela vaut quand même mieux que de rechercher chaque fois une cause organique, au prix d'examens coûteux, pénibles et même dangereux, et qui, eux aussi, semblant « légitimer » la plainte, l'organisent en maladie ; et qu'il est tout compte fait préférable de traiter un symptôme bénin avec des moyens sans dangers plutôt que de lui donner de fausses explications et de le combattre avec des instruments d'une brutalité disproportionnée. Sans doute ! Quand des médecins sont effectivement incapables d'attendre et se lancent immédiatement dans des investigations et des traitements agressifs, ils ont sûrement tort. Mais cela ne donne en rien raison aux médecines douces : si ces médecins ont tort, c'est parce qu'ils se comportent comme elles : ils prennent le symptôme au mot, ils en font une réalité incontestable qui, pour eux, renvoie forcément à une maladie définie. Les unes enferment le malade dans son symptôme, les autres dans une maladie supposée. La recherche systématique d'une « cause » ne vaut pas mieux que le piège de la douceur. A cette différence près que le traitement ritualisé des médecines douces ferme encore plus le piège et que rien ne condamne un médecin à prendre tous les symptômes au mot et à leur rechercher systématiquement des causes.

De toute façon, la comparaison entre la brutalité médicale et la « douceur » qu'on lui oppose n'aurait de sens qu'à deux conditions : une efficacité égale et des pathologies semblables. Or, on sait que la définition des maladies n'étant pas la même, on peut difficilement mener une expérimentation comparative : comment, par exemple, comparer le traitement d'une hépatite médicalement définie et celui de l'« hépatite » inventée par l'étiopathe, celui d'une névralgie sciatique liée à une hernie discale et celui de la sciatique due à un déséquilibre du Yin et du Yang ?

La « dureté »?

Il faudrait en outre s'entendre sur la dureté médicale : est-elle apparente ou réelle, évitable ou consubstantielle de la médecine ? Est-elle le fait de la médecine elle-même, du savoir médical ou du comportement des médecins ?

Trop dure, la médecine l'est, sans aucun doute. Mais autant cette critique a un sens et peut éventuellement être utile quand elle émane de la médecine elle-même, à partir de ses propres exigences, autant elle en est dépourvue quand ce sont les partisans des médecines douces qui la lui adressent. En effet, on se trompe alors, et quant à la critique, et quant aux solutions.

La chimiothérapie des cancers, les irradiations, la chirurgie sanglante, les hormones, les antibiotiques, les tuyaux multiples de la réanimation font peur. Ce sont des moyens « durs ». Dans ces cas, si la médecine est « dure », c'est qu'elle combat des maladies dures (ou, si on veut, sa dureté n'est pas coupable quand elle s'adresse à ces maladies-là). Il est un peu facile de se proclamer « doux » quand on ne guérit que des maladies douces, et criminel de rester « doux » et inefficace quand on a affaire aux maladies dures. (Et, on le sait déjà, une des raisons du succès des médecines douces est la croyance superstitieuse selon laquelle, tant qu'on aura recours à elles, on n'aura à affronter que les maladies bénignes qui relèvent d'elles.) N'ayant pas à soigner les septicémies ou les ignorant, les médecines douces n'ont pas besoin des antibiotiques ; ne sachant rien des cancers, elles ne se compromettent pas dans des chimiothérapies et des radiothérapies agressives ; n'ayant pas à traiter les affections chirurgicales, elles n'ont pas besoin de se salir les mains. Et si elles prétendent ici concurrencer la médecine, elles sont tout bonnement criminelles.

De surcroît, la médecine n'est pas par vocation dure et agressive. Dès que ses progrès le lui ont permis, elle a abandonné très rapidement, pour soigner la tuberculose par exemple, les pneumothorax, les interminables séjours en sanatorium, les interventions chirurgicales, puis les perfusions de P.A.S. et de streptomycine, au profit de traitements plus « doux » qui permettent aux malades de mener une vie normale et qui n'exigent plus des exclusions prolongées de la vie active. Mais peut-être aurait-il fallu, pour être conforme aux exigences de la « douceur », renoncer à toutes les recherches qui ont abouti à ce résultat, et se contenter d'exploiter le miraculeux vaccin Friedman qu'on s'est longtemps plu à opposer à la brutalité de la médecine « officielle » ? Dès qu'elle l'a pu grâce à ses recherches, elle a aussi « adouci » le traitement de la syphilis, de l'ulcère du duodénum, elle a oublié le caisson destiné aux paralysies respiratoires en faisant presque totalement disparaître la poliomyélite, etc. A écouter les détracteurs de la médecine, on pourrait croire que les médecins ont résisté de toutes leurs forces aux antibiotiques qui les privaient du plaisir extrême d'opérer les antrites et les mastoïdites du nourrisson, d'ouvrir les abcès, de couper des jambes. Ou que, si on (les médecines douces ?) ne les avait pas forcés à les utiliser, ils auraient continué à regarder complaisamment mourir les enfants atteints de méningite tuberculeuse et les vieillards frappés de pneumonie.

La médecine aurait-elle donc dû, sous prétexte que leur usage n'est pas sans inconvénient, renoncer à ces antibiotiques, à la cortisone, aux anti-inflammatoires, aux diurétiques, aux bêta-bloquants, etc. ? Ou bien, ces nouvelles thérapeutiques ne seraient-elles des progrès que par rapport aux thérapeutiques antérieures de cette même médecine, mais pas par rapport à des médecines qui n'en avaient pas besoin : sans ça, elles guérissaient déjà mieux. La médecine n'aurait-elle besoin de faire des progrès que parce qu'elle s'obstine à ne pas voir que d'autres solutions sont déjà là, à sa disposition ?

Il faudrait aussi se débarrasser une bonne fois pour toutes de l'idée si répandue que le malade couché dans son lit d'hôpital avec une sonde dans le nez, une autre dans la veine, une autre encore dans le foyer de la maladie, et parfois, aussi, dans la vessie, est l'image même de la violence médicale et de l'acharnement thérapeutique. La plupart du temps, ces sondes n'ont qu'un but : que le malade, s'il doit mourir, ne meure ni de soif, ni de manque d'oxygène, ni de rétention urinaire et qu'il n'en souffre pas. Et encore moins s'il doit survivre, bien sûr. Les spectateurs sont d'ailleurs, le plus souvent, bien plus affectés que les malades eux-mêmes par ces fameux « tuyaux ».

Chacun a parfaitement le droit de juger certains traitements trop agressifs et dégradants, de les refuser par peur ou par dignité, et de choisir l'abstention et ses conséquences. A condition d'être fondée sur une information complète — ce qui ne va pas de soi —, cette décision est un acte de liberté. Mais on ne peut pas sans indécence prétendre que les médecines douces permettraient, elles, de faire l'économie de ces traitements, tout en obtenant des résultats égaux ou même supérieurs.

Ce n'est pas seulement là, bien sûr, que le public situe la dureté médicale. Il n'aime pas non plus qu'on impose à des patients atteints de graves maladies des thérapeutiques très éprouvantes dont pourtant on a tout lieu de penser qu'elles ont bien peu de chances d'être utiles. Mais ces thérapeutiques ne sont généralement pas l'effet d'une malignité de la médecine, mais d'une connivence : les malades et leur entourage supporteraient mal qu'on ne fasse rien et les médecins de ne rien faire. Pour les patients, cela signifierait que tout est perdu. Et c'est encore plus vrai pour ceux qui « savent » que pour ceux qui se maintiennent dans une dénégation forcenée de la vérité (on en arrive même ainsi à priver de tabac des patients condamnés : les autoriser à satisfaire leur toxicomanie reviendrait à leur dire qu'ils ne peuvent plus rien espérer). Et les médecins ont une triple raison de pratiquer ces traitements : on ne sait jamais, il faut expérimenter, on ne peut pas se résoudre à l'impuissance.

C'est de cet « acharnement thérapeutique » terminal qu'on parle généralement et c'est contre lui que protestent et veulent se défendre les partisans de l'ADMD (Association pour le droit de mourir dans la dignité). Or cet acharnement terminal n'est pas systématique et on ne peut pas toujours, non plus, l'éviter. On ne peut pas résoudre abstraitement les problèmes qu'il pose ; on peut seulement les aborder au coup par coup. Et ce n'est évidemment pas facile : faudrait-il, en effet, prendre au mot les désirs exprimés actuellement par le patient (« dites-moi la vérité », ou « tuez-moi » veut si souvent dire : « mentez-moi encore » ou « sauvez-moi ») ou ceux qu'il exprimait en d'autres temps, quand la maladie n'avait pas changé sa vision des choses, faudrait-il prétendre savoir mieux que lui — à partir de soi — ce qu'il désire vraiment ? On peut chaque fois se tromper ; mais le risque d'erreur le plus grand serait d'adopter une attitude systématique : toujours s'acharner ou toujours s'abstenir.

Dans cette pénible situation, la médecine n'est pas « dure » par principe. Elle est plutôt impuissante, maladroite, et les médecins généralement malheureux. Au point qu'un grand cancérologue n'exclut pas d'utiliser, à ce stade, l'aide des médecines douces : sans croire à leurs effets propres, il pense qu'on peut toujours en attendre un effet « moral ».

En fait, on le sait bien, le véritable acharnement thérapeutique et la dureté condamnable de la médecine sont ailleurs : dans le désir de vouloir tout soigner, à tout prix. Et, pour le public, dans les moyens que, pour ce faire, on utilise.

Pourquoi faudrait-il utiliser, contre des rhumatismes, des

moyens aussi brutaux et dangereux que les anti-inflammatoires, quand quelques gouttes, des aiguilles ou des manipulations pourraient, sans danger, donner de meilleurs résultats ? Pourquoi multiplier les prescriptions d'antibiotiques pour traiter les rhinopharyngites des enfants quand on pourrait les guérir à moindres frais et à moindres risques grâce à l'homéopathie ? Pourquoi avoir recours à des traitements agressifs contre des symptômes « fonctionnels » qui demanderaient seulement un traitement léger et une meilleure hygiène (ou une meilleure compréhension) ?

A cela les médecins peuvent d'abord répondre que, si on veut tout soigner — et souvent sous la pression des malades —, il faut bien recourir aux moyens, puissants et dangereux, dont on dispose. Sinon, il faudrait feindre de soigner des maladies qu'on aurait prises, ou feint de prendre, au sérieux. Donc, jouer la comédie, tricher, tromper le malade. C'est peut-être ainsi, au fond, que certains médecins utilisent les médecines douces.

Ces questions posent, en outre, des problèmes très différents. Elles supposent, d'une part, que les médecines douces ont bien les effets qu'on leur prête et dont la preuve reste à faire. Elles laissent entendre, d'autre part, que, une fois les causes et les mécanismes d'une affection élucidés (pour les douleurs rhumatismales, par exemple), les médecins refusent systématiquement le recours à des thérapeutiques comme des manipulations ou l'acupuncture. Elles confondent enfin les « vraies » maladies, à propos desquelles les médecins veulent légitimement « savoir » et agir, et les maladies « fonctionnelles ».

Or, ce sont ces maladies qui sont l'objet du plus grand malentendu. Comme une médecine strictement organiciste n'y comprend pas grand-chose, elle a tendance à — selon l'expression consacrée — « utiliser un marteau-pilon pour écraser une mouche ». Là est sa vraie dureté.

Mais les médecines douces font-elles mieux ? Et, en

supposant que oui, qu'elles agissent, fût-ce par simple suggestion, faudrait-il avoir recours à elles ?

Nous avons déjà dit (au chapitre « Ça marche ») les raisons qui font qu'on répugne à user de la suggestion. On ne peut pas codifier, généraliser, « rationaliser » une thérapeutique dont les effets sont par nature inconstants, conjoncturels, liés aux personnes et aux circonstances. Mais il y a plus : ce recours à la suggestion barre la route à une autre compréhension, à une autre action. Il n'y a pas, seulement, en effet, un organicisme buté d'un côté et la suggestion aveugle de l'autre. On peut aussi essayer d'y voir clair. Et ce n'est pas en invoquant les astres, le cosmos, d'obscures énergies ou l'esprit des particules, qu'on a la moindre chance d'y parvenir, mais seulement en posant en principe que les maladies fonctionnelles sont bien nommées parce qu'elles ont une « fonction », qu'elles veulent dire quelque chose, que quelque chose de la personne, de ses conflits — disons le mot : de son psychisme — s'y exprime.

De fausses solutions

Quand de jeunes médecins se tournent aujourd'hui vers les médecines douces, c'est, le plus souvent, pour répondre à ce problème : que faire en face de symptômes que la médecine ne sait ni comprendre ni guérir ? Et les médecines douces leur permettent alors de fuir ce qu'ils pressentent et redoutent : leur éventuelle implication personnelle. Grâce à elles, ils ne restent pas sans rien faire, et ils n'ont pas le sentiment pénible de ne rien comprendre : elles leur offrent un système explicatif et des moyens. Ils en ont un intense besoin : ils n'y regardent donc pas de trop près. Et, ou bien ils se mettent à y croire pour de bon, et c'est inquiétant et regrettable, ou bien ils offrent un leurre en sachant que c'en est un, et c'est malhonnête et non dépourvu de danger.

On ne ment pas impunément à un malade : quand on a légitimé mais trompé son attente, il le sent, il s'enferme, comme nous l'avons vu, dans sa plainte, et il se venge en refusant de guérir. Et si on doit ensuite reprendre ces malades en charge, ce n'est pas sans peine car ils ne démordent plus de leurs exigences et refusent aussi bien une explication psychologique, qu'ils considèrent comme injurieuse, qu'un traitement actif qu'on leur a appris à juger dangereux.

Ce que ces patients et ces médecins attendent des médecines douces, ils pourraient le trouver bien plus près. Je ne sais pas quelle conjonction des influences de Mars ou de Saturne me fait battre le cœur, ni quelle répartition malheureuse du Yin et du Yang me bloque le cou, ni à quelle intoxication symbolique je dois ces brûlures d'estomac, mais je sais par mon expérience quotidienne quelles émotions, quels conflits, quelles contraintes ou quelles frustrations peuvent aboutir à ces symptômes.

Mais, là encore, nous assistons à un curieux détournement. Les patients qui ressentent le besoin légitime d'être écoutés et entendus, qui refusent que la dureté médicale les réduise à un symptôme ou à une maladie, croient étrangement que les médecines douces répondent à leur attente. Dans l'attention méticuleuse et patiente que des homéopathes ou des acupuncteurs prêtent à la description de leurs troubles, ils croient voir une manière d'accéder à leur « totalité », de les reconnaître comme des personnes. Or, ce recensement méticuleux n'a pas pour objet d'inscrire leurs désordres dans une perspective plus large et plus personnelle, mais seulement de définir avec plus de précision la maladie elle-même (de savoir, par exemple, si la diarrhée du patient ressemble plutôt à la pathogénésie résultant de l'intoxication par telle substance ou par telle autre) et de dicter la solution infinitésimale à employer ou l'endroit où il faut placer les aiguilles. Il n'en résulte pas, comme on l'attend, la révélation d'un déterminisme multifactoriel et une prise en charge « globale », mais l'application mécanique de recettes univoques. (Nous verrons cela plus longuement à propos du corps.)

Et si des médecins trouvent ici de quoi se satisfaire, ce n'est pas parce que leur horizon s'est élargi, mais parce qu'ils transposent dans les médecines douces ce qu'on leur a appris (et mal appris) : avoir réponse à tout, tout expliquer par des mécanismes simples, tout traiter par des recettes préétablies. Et, surtout, éviter les pièges de la relation personnelle. Résoudre, en somme, par de la technique, les problèmes posés par une médecine trop étroitement technicienne.

Ainsi donc, les médecines douces ne sont pas, directement et indirectement, aussi anodines qu'on croit : elles bloquent le message du symptôme et escamotent la personne qu'elles sont censées mieux connaître que la médecine. Et la médecine n'est pas, par nature, dure : elle est le moins dure possible pour traiter les maladies qu'il lui faut bien prendre en charge. Et quand elle est effectivement dure et inadaptée à certaines maladies, dites « fonctionnelles », c'est parce qu'elle ne va pas jusqu'au bout de ce qu'elle doit et peut faire.

La mort « douce »

Que la « douceur » est une dénégation de la violence, trompeuse et très éloignée de la non-violence, rien ne le révèle mieux que ce que parfois on dit aujourd'hui de la mort : il faut qu'elle soit « douce ». On laisse entendre que ce n'est pas la mort elle-même qui est insupportable, et, à la limite, impensable, mais ses conditions. Si on mourait toujours doucement, la mort ne serait plus horrible. Et ce qui ferait du suicide un scandale qui nous remet en question, ce ne serait pas tant la douleur (ou, au contraire, le besoin paradoxal de vivre intensément) qu'il exprime, que les armes déplaisantes qu'on serait parfois contraint d'utiliser.

On ne sait pas très bien, d'ailleurs, de quelle mort on parle quand on dit, par exemple, qu'il faut « vivre sa mort », ne pas en être « dépossédé ». De la mort des autres, événement pénible mais auquel on survit, ou de la mort de soi ? De l'avant — la souffrance, l'angoisse, l'agonie —, du passage de l'état de vie à l'état de mort ou de l'après : le néant ou une autre vie ? De la mort réelle ou de l'idée de la mort, de l'angoisse de notre finitude ? En glissant, comme on le fait souvent, d'un sens à l'autre, on finit par tout mélanger, par faire parler les morts ou ceux qui reviennent d'un passage amorcé dans l'Au-delà pour se convaincre que le moment précis où on passe de vie à trépas est plutôt agréable, par exiger une euthanasie systématique, la vérité dite à tous, etc. Est-ce vraiment ce moment précis qui nous fait si peur et qui devrait absolument être « doux » ?

De l'après, il n'y a rien à dire. On croit ce qu'on croit. Cependant, l'idée qu'on se fait de ce qui vient après change considérablement le sens de ce qui se passe avant et pendant, et l'attitude qu'on adopte alors. L'espoir du paradis ou la peur de l'enfer, la réincarnation n'ont rien de commun avec l'angoisse du néant. Les croyants qui aident à mourir ceux qui croient ont d'autres problèmes que ceux qui assistent, sans croire à rien, à l'anéantissement des incroyants. Toutes les paroles adressées par quelqu'un de bien vivant à un mourant sont un peu indécentes même quand elles ont pour référence une foi commune. Elles deviennent obscènes quand cette foi est absente et quand la seule référence commune est la vie. Les endroits où — comme à Saint-Christophe à Londres — on « accompagne les mourants » (*vers* la mort, et non pas *dans* la mort) avec des prières, de la musique et des fleurs ne gênent personne, pourvu qu'on vive la mort comme le passage vers une autre vie.

En tout cas, il ne s'agit pas, alors, d'euthanasie. L'euthanasie, c'est la suppression de la souffrance — ou de la vie qui en est la condition — quand cette souffrance est dépourvue de sens, quand elle ne sert à rien, ne débouche sur rien. C'est un acte utilitaire et de compassion.

Personne ne proteste contre l'euthanasie passive qui ne vise pas à abréger la vie mais à amoindrir, et si possible supprimer, les souffrances. Et le temps n'est plus où on lésinait sur les moyens de supprimer la douleur (de peur que les mourants ne deviennent toxicomanes !).

L'euthanasie active pose d'autres problèmes. Moraux : le droit, dans quelque circonstance que ce soit, et tout particulièrement pour un médecin, de donner la mort. Pratiques : qui peut en décider ? Le malade qu'il faudrait prendre au mot ? L'entourage qui peut n'être pas animé que par la compassion ? Le médecin ? Nous avons vu plus haut qu'il ne pouvait et ne devait choisir systématiquement ni l'acharnement thérapeutique ni l'euthanasie, mais, selon les cas, une euthanasie passive ou une insistance thérapeutique prudente et respectueuse du malade, sinon de ses désirs exprimés. Et si ce n'est pas lui qui décide, peut-il devenir l'exécuteur d'une telle décision prise par quelqu'un d'autre ? Et devrait-il se flatter d'un acte dont on voudrait penser qu'il ne l'accomplit qu'à contrecœur ?

Le problème se résume, en pratique quotidienne, à supprimer la souffrance et — quand c'est accepté et possible — à éviter des traitements pénibles. A peu près tout le monde est, là-dessus, d'accord. En principe, en tout cas. Et, techniquement, les procédés se perfectionnent qui permettent d'obéir à ce principe.

Mais il y a, bien sûr, la souffrance morale et la peur de la mort, la solitude, l'abandon. On reproche volontiers aux hôpitaux leur dureté, leur indifférence. Mais peut-on sérieusement demander au personnel des services de cancérologie, par exemple, où on meurt beaucoup, d'éprouver chaque fois la même compassion, la même sollicitude et, ensuite, le même chagrin que s'il s'agissait d'un proche ? (Cela arrive.) Surtout quand les malades meurent à l'hôpital parce que les proches, justement, ne peuvent les prendre en charge ni matériellement ni moralement.

On dit de notre civilisation qu'elle ne sait plus affronter la mort. Que veut-on dire par là ? Qu'elle ne peut plus recourir aux consolations de la religion et que l'incroyance — qu'on assimile bizarrement au matérialisme — nous laisse seuls en face d'une mort nue ? Qu'elle s'est privée des rituels qui aidaient peut-être les mourants et les morts, mais permettaient surtout aux survivants de mieux vivre leur deuil ? Ou qu'elle dénie la mort parce que, justement, elle ne l'intègre pas dans un système de croyance et de rituels ?

Et si la dénégation de la mort, c'était au contraire de laisser croire que « c'est la vie ! » et qu'elle n'a d'horrible que les souffrances qui éventuellement l'accompagnent ?

Quand on a annoncé que, dans un État américain, l'exécution du condamné à mort était adoucie et se pratiquait par une injection de Penthotal, cette nouvelle n'a pas provoqué de réaction notable. On trouvait ça plutôt gentil, cette mort « douce ». La médecine — et, de tous les gestes médicaux, le plus chargé d'ambiguïtés, l'anesthésie — et un médecin mis au service de la mort ne choquaient pas. Ce n'était donc pas la peine de mort qui était inacceptable, mais les moyens de son exécution. La mise à mort d'un homme, n'étant plus associée au garrot, à la corde, à la chaise électrique ou à la guillotine, perdait son horreur. Auparavant, on ne serrait pas la main du bourreau ; désormais, on pourra le consulter, lui confier sa vie. Par l'effet de la seule seringue, tout est sanctifié, lavé de tout ! Il n'y a plus, d'un côté, la mort et tout un cérémonial à elle seule réservé — les instruments d'exécution, garrot, guillotine, etc., ne servaient qu'à ça — et, de l'autre, la vie servie par la médecine.

Peut-être réagirait-on plus vivement si on apprenait que, dans les pays où on coupe la main des voleurs, cette mutilation était pratiquée par un chirurgien et sous anesthésie générale. Appellerait-on ça une amputation douce? (Selon certains renseignements, cela se pratique effectivement de cette manière !)

La vocation de la médecine ne serait plus seulement de lutter contre la mort et de soulager les souffrances (et pas seulement celles des mourants). On lui demande aussi de servir la mort, et, ce faisant, de la dédramatiser, d'en faire un des événements ordinaires de la vie, un problème concret, techniquement résolu. Un acte d'hygiène.

Toute la revendication d'une « douceur » de la mort procède de cette dénégation. Croit-on vraiment que les suicidés recourent à des moyens violents parce qu'ils n'ont pas à leur disposition de moyens « doux » ? Ne faudrait-il pas plutôt voir dans la violence de leur geste tout ce que ce geste contient d'agressivité et de désespoir ?

La « douceur » n'est donc pas une arme contre la violence, mais sa dénégation. Et c'est sur cette idée-là de la douceur que les médecines douces prospèrent : la mort, la souffrance, la maladie perdent toute leur horreur si on les considère avec douceur. Ah ! si l'on pouvait exécuter les condamnés — par la médecine ou la justice — avec des aiguilles, des doses infinitésimales, ou des manipulations.

Le problème de l'euthanasie active ne se pose, en fait, que dans un seul cas : quand le désir de mort est exprimé par quelqu'un qui n'a pas les moyens de se donner la mort souhaitée, qui ne peut pas espérer une mort prochaine (un quadriplégique par exemple) et qui estime que sa vie est non seulement douloureuse mais aussi dépourvue de sens. Dans ce cas, une intervention extérieure est incontestablement nécessaire, et un médecin peut se sentir l'obligation morale de donner la mort. Ce qui est alors discutable, ce n'est pas cette décision mais son extension à d'autres cas et le tapage fait autour d'elle. On voudrait qu'elle soit exemplaire. On voudrait légitimer légalement et moralement une contravention à la loi et à la morale qui ne peut relever que de la conscience de chacun, dans le silence et la pudeur, après un examen réfléchi et douloureux de chaque cas.

De corps à corps

Les idées qui sont mobilisées au service des médecines douces constituent un ensemble cohérent, où tout se tient. Le corps est au centre de ce système idéologique. Il est le lieu où tout s'exprime avec le plus d'évidence et de force. Même si aucune médecine, scientifique ou douce, ne peut se réduire à une médecine du corps, on imagine mal une médecine qui ne serait pas aussi ou même d'abord une médecine du corps. Il n'est que de voir, par exemple, la peine que prend la médecine pour faire entrer les affections mentales dans le cadre médical, pour les « médicaliser », c'est-à-dire les « ramener » au corps, pour les expliquer par des désordres physiques, pour les traiter par des moyens médicamenteux. De leur côté, les médecines douces ne prétendent pas contourner le corps, même si, pour elles, il a une autre signification.

Le retour du corps

Il se trouve que, concurremment avec le succès des médecines douces, le corps opère aujourd'hui un retour en force. L'opinion, inspirée et reflétée aussi bien par les médecines (scientifiques et douces) que par les médias, lui accorde un intérêt nouveau. Il est maintenant entendu que nous ne lui accordons pas l'intérêt qu'il mérite : nous nous en servons avec légèreté, nous le nourrissons et l'entretenons au gré de nos plaisirs, de nos humeurs et de notre fantaisie, quitte à nous plaindre ensuite qu'il manque à ses devoirs ou même nous fausse compagnie. Mais on prend de plus en plus conscience qu'il est la condition de notre existence ici-bas, et qu'on peut et doit prendre des assurances sur l'avenir en lui accordant des soins éclairés et bien calculés.

On dit que les Grecs, eux, en prenaient grand soin. Considérant que l'âme et le corps formaient un ensemble indissociable, ils pensaient que, pour en faire un tout harmonieux, il fallait les cultiver l'un et l'autre avec la même exigence. (Platon, Aristote et Sophocle étaient-ils vraiment des athlètes accomplis, et les athlètes de grands penseurs ou des artistes talentueux ?) On prête aux religions orientales une autre manière de s'en servir : une ascèse corporelle et mentale en même temps ne serait pas seulement un moyen de conquérir l'équilibre, mais surtout une voie pour atteindre la sagesse et communier avec l'univers. Avec le judaïsme, puis le christianisme — l'expression « judéo-chrétien » est ici, comme souvent, non pertinente —, tout change. Les juifs codifient strictement les plaisirs, mais ils ne les méprisent pas et ne méprisent pas le corps. Même s'ils le négligent au profit de l'« étude », qui, elle, est sacrée. (Et des juifs orthodoxes se sont, il est vrai, battus en Israël pour que ne soient pas construits des stades près de leurs quartiers.) Pour les chrétiens, le corps est le siège et l'origine des passions et des pensées mauvaises. Ses plaisirs sont inspirés par des démons. L'ascèse n'est pas maîtrise mais mortification du corps. L'esprit ne peut pas s'y inscrire, ni s'y exprimer : il ne peut que s'en libérer.

Tout se passe aujourd'hui comme si on voulait combiner toutes ces exigences. Par le sport, les exercices physiques, l'alimentation et l'hygiène, on espère se concilier le corps, établir avec lui une complicité heureuse et investir sur lui. On veut aussi le mortifier, lui imposer des contraintes pénibles, le priver de plaisirs forcément coupables. On tente de passer par lui pour atteindre la sagesse, mais avec des procédés coupés de leurs racines religieuses ou mystiques. Et ces pensées habitent toutes ensemble les soins prosaïques qu'on prend de lui et qui expriment une peur omniprésente de la maladie et de la mort. On sert le corps pour qu'il nous serve, on lui voue un culte utilitaire, on le sacralise sans le moindre sens du sacré, on le cultive en le maltraitant, on utilise des expressions comme « capital santé », « budget santé ». Il faut « gérer » sa santé, en respectant des interdits et des rituels où l'esprit n'a pas la moindre part : des régimes, le jogging, la proscription du tabac, des sucres, des graisses n'ont pas d'autre sens que de conjurer la maladie et la mort a l'aide de rituels. La longévité est devenue l'étalon suprême de la santé. La pratique du yoga, les régimes zen, la méditation n'ont pas — et ne peuvent pas avoir, pratiqués comme ils le sont — la moindre vertu spirituelle. La religion actuelle du corps est une religion sans âme. Inspirée par la peur de la mort, elle entretient cette peur. Précautionneuse, calculatrice, elle feint de croire qu'en luttant contre les causes supposées de la mort du corps, on peut apaiser l'angoisse du néant.

Sur ce point, médecine et médecines douces sont complices. Mais si la médecine veut, par ses injonctions (la prévention), combattre cette angoisse, exorciser ses limites et se déculpabiliser de ses échecs, elle est scientifique malgré tout, et elle modifie constamment, en fonction de l'évolution de son savoir, des prescriptions complexes et déroutantes. Les médecines douces, elles, savent beaucoup mieux séduire les âmes inquiètes de la précarité corporelle ; immuables, leurs doctrines sont rassurantes : elles n'ont que faire de l'évolution des connaissances. Respectueuses de la Nature et de ses lois, elles sont d'emblée, par nature, hygiénistes.

Elles passent donc pour préventives, même si, dans la

pratique, on ne voit guère où ni comment cette action se manifeste. Sinon, peut-être, dans leur mise en garde contre la iatrogénèse de la médecine et les méfaits de la science.

Et elles se flattent en outre de n'être pas enfermées, elles, dans le corps. On ne sait pas très bien, là non plus, comment ; mais il est entendu qu'elles le dépassent. La médecine, au contraire, ne voit que lui et, ce faisant, provoque un profond sentiment de frustration : elle sépare le corps de la personne.

Or, même ceux qui se préoccupent de leur corps comme on se soucie de maintenir sa voiture en bon état de marche (que le lecteur veuille bien pardonner une fois pour toutes cette comparaison : elle est sans doute trop facile mais elle est pratique et familière à tous, donc parlante), qui vérifient la pression de leurs artères comme celle des pneus, qui font des check-up et s'assurent du niveau de leur cholestérol comme on contrôle les freins et le niveau de l'huile, qui s'assurent que rien ne viendra encrasser leur tuyauterie, encombrer les circuits électriques, pour que ne baissent pas les performances et le rendement, même ceux-là sont offusqués de ce que la médecine les prenne au mot et fasse de leur mécanique corporelle une mécanique dont ils sont absents.

Il y a, bien sûr, des patients qui présentent leur corps au médecin en ayant l'air de dire : « “ Il ” est détraqué. Réparez-le. C'est votre boulot. » Ces patients sont rarement ceux qui en prennent un grand soin, mais plutôt ceux qui semblent espérer que, s'ils ne se mêlent pas de ses affaires, il ne se mêlera pas des leurs et leur fichera la paix ; qui, ne sachant rien, ne veulent rien savoir et rien discuter ; et qui, généralement, se font réprimander pour leur négligence par des médecins qui, pourtant, leur sont reconnaissants de ne pas venir les ennuyer avec des exigences ou des commentaires sans intérêt.

Il y a aussi les hypocondriaques qui, eux, présentent leur corps comme s'il n'était pas eux, comme s'il était un objet extérieur dont les défaillances possibles les obsèdent, mais sur lequel ils en savent long et ne peuvent rien, comme on présente un enfant malade dont on sait tout et qui donne bien du souci. Le corps de l'hypocondriaque est objet de discussions, de tractations, de chantage entre deux compétences qui s'affrontent.

Dans l'ensemble, pourtant, les patients ne veulent pas être dépossédés de leur corps et de leur maladie. Ils veulent qu'on les écoute. Ce que ne font, en fait, ni la médecine ni, quoi qu'elles prétendent, les médecines douces.

Corps imaginaire et corps « médical »

Ce que la médecine oppose au *corps imaginaire* du patient — ce qu'il se représente de son corps, de ses fonctions, de ses organes, de ses désordres, et ce qui s'y inscrit de ses désirs et de ses peurs —, c'est un *corps médical* — la réalité scientifique de ses fonctions, de ses organes, de leurs désordres ; et la négation, par le médecin, en raison des siens propres, des peurs et désirs de l'autre. Même si, dans l'esprit du médecin, existe aussi une image non médicale du corps, toute sa formation l'a obligé à donner la priorité à l'image médicale, à faire au moins un compromis qui n'a plus qu'un rapport lointain avec le corps imaginaire et surtout avec le corps imaginaire de l'autre.

Le corps médical n'est donc que l'objet d'un savoir, d'une action. Le regard médical le voit comme un cadavre encore animé, mais ce qu'il retient de cette âme encore présente, c'est uniquement la vie, les fonctions de la vie physiologique. La médecine réduit l'intérêt qu'elle lui porte et les soins qu'elle en prend au souci de le maintenir en bon état de marche ou de lui restituer son équilibre. Il n'est, pour elle, que le support et la condition de la survie.

Quand, pour le patient — ou le sujet bien portant —, il se

résume à cette préoccupation, le corps devient l'objet intime, distant et séparé qu'il est pour l'hypocondriaque. Normalement, il est bien autre chose : le lieu du plaisir et de la douleur, de la caresse de l'eau et de la brûlure du soleil, du désir et de la peur, du rapport avec le monde des choses, des autres, des sensations. Autonome et inséparable, silencieux ou exigeant, obéissant et capricieux, il est aussi, mais pas seulement, un instrument qui a ses lois propres, souvent insaisissables, et dont on dépend. Tout ce qu'on fait alors pour l'entretenir, pour lui interdire toute trahison, toute initiative imprévue, est imprégné de ce rapport personnel qu'on entretient avec lui, et que, par lui, on entretient avec le monde. Et, aussi, tout ce qu'on fait pour l'entendre et pour s'entendre avec lui. Il nous informe, et nous faisons ce que nous voulons de ces informations, nous entendons ce que nous pouvons. Il est moi et je suis lui. J'ignore tout de lui et je sais sur lui ce que jamais le regard de l'autre, y compris du médecin, ne saura. Il est tantôt un serviteur intime ne regardant que moi, tantôt un compagnon rebelle ou défaillant et alors objet de l'autre. Car il arrive aussi que la médecine en sache sur lui plus que moi, qu'elle puisse prévoir ce qu'il prépare et dont je ne suis pas le moins du monde averti.

Il y a *lui,* il y a *moi,* il y a *nous.* De lui, seul ce que je sens est mien. *Mon* bras, *mon* ventre, *ma* douleur ; pas *mon* hypothalamus, ni *mon* nævo-carcinome. Le *je* du : « j'ai mal », « j'étouffe », « je ne peux plus », n'est pas le même que celui du : « j'ai un gros foie », « un diabète » ou « des amibes ».

La médecine joue de cette distinction. Elle prend possession du corps malade, elle le fait sien. Je n'en suis plus que l'accompagnateur ; un membre de la famille à peine plus impliqué que les autres, un peu plus encombrant en tout cas, qu'on peut entourer d'égards mais aussi congédier pour travailler en paix et efficacement. Pour le regard médical, je ne suis pas mon corps, il n'est pas moi, il ne porte pas mon nom, sinon par commodité comme on peut noter un nom sur l'étiquette d'une valise. A la fois souhaitée — « ils » s'en occupent — et imposée, cette coupure est un des éléments de la « dureté » de la médecine. Pour un médecin, un foie en vaut un autre, rien ne le désigne comme étant le mien et encore moins comme étant moi. Je peux vouloir intervenir, prétendre que j'ai mon mot et mon mal à dire. Il me reconnaîtra, au mieux, comme un ayant droit, comme le propriétaire légal du corps qui est entre nous, objet de son action, et, s'il le veut bien, d'une transaction.

A cette confrontation entre le corps *imaginaire* du patient et le corps *médical,* objectivé, les médecines douces se flattent, elles, d'opposer la vision holistique d'un corps *symbolique.* Là, tout n'est que « signes », et règne *l'analogie.*

Le raisonnement analogique n'est pas un raisonnement logique mais celui qui simplement conclut d'une ressemblance à une autre ressemblance. Nous faisons tous, à longueur de temps, des raisonnements analogiques : cela permet d'entrevoir, de supposer, de deviner ce qu'une étude systématique ne laisserait peut-être pas voir. Mais, généralement, nous ne prétendons pas que, ce faisant, nous démontrions ou prouvions quoi que ce soit. Une analogie est « parlante », évocatrice. Elle n'est pas probante. Elle peut permettre une découverte intuitive : elle ne la fonde pas. « Comparaison n'est pas raison. »

Nous avons vu que les homéopathes ne lésinent pas sur l'usage qu'ils en font : les « analogies de structure », les « similitudes » peuplent leurs discours. Présentant la « magnétothérapie » (qui utilise des champs magnétiques faibles pulsés en basse fréquence), le Dr Dan Constantinescu n'hésite pas à proclamer qu'elle est « un moyen pratique dans le rétablissement de la santé selon une approche analogico-systémique du malade et de sa maladie qui complète celle analytico-mécaniste habituelle[1] ». Les plantes ont une analogie vitaliste avec l'organisme humain, etc.

Les médecines douces ne se contentent jamais de « comme si » prudents. On ne dit pas que « tout se passe comme si » des énergies se répartissaient dans le corps, comme si elles émanaient du soleil et de la terre, que les doses infinitésimales agissent « comme si » elles touchaient des récepteurs particulièrement sensibles, et les plantes « comme si » elles avaient une affinité particulière pour certains organes ou certaines fonctions. On décrit des analogies et on en fait des réalités.

Les poètes procèdent par analogies, en opérant des rapprochements éclairants qui dévoilent ce qui n'était ni évident ni logique. Les médecines douces n'ont pas le charme de la poésie et ne disposent pas de sa liberté. Elles ne peuvent pas se dérober constamment à l'obligation de prouver et de soigner en utilisant un véritable savoir. Quand, dans le Cantique des Cantiques, on lit que « ses seins sont comme des brebis », on peut rêver et admirer. Mais se servir de cette analogie pour soigner des seins (et des brebis aussi bien) serait peut-être aventureux.

Pour ce qui est des « signes », on sait qu'en médecine ils renvoient à un savoir rationnel, cohérent, vérifié.

La médecine repose même tout entière sur la *séméiologie* — étude des signes —, mot que la médecine employait bien avant qu'une certaine science du langage ne le mette à la mode.

Une maladie se définit et se reconnaît par ses signes. Pour reprendre un exemple que nous connaissons déjà, une coloration jaune de la peau et des conjonctives, des selles décolorées et des urines foncées, une augmentation du volume du foie (signes objectifs), des nausées, une anorexie, de la fièvre, des frissons, un grand sentiment de fatigue

1. *Revue du ministère des Affaires sociales,* p. 153.

(signes subjectifs, spontanément décrits par le patient ou recueillis par l'interrogatoire) évoquent une atteinte hépatique dont les causes seront soupçonnées à partir d'autres signes : les modalités d'apparition — brutale, avec de violentes douleurs ou de la fièvre —, l'âge, l'état général ; puis établies grâce aux signes qu'on demande à des examens de laboratoire et/ou des radiographies et, si besoin est, une ponction biopsique du foie, un scanner, etc. On pourra dire alors qu'il s'agit d'une hépatite virale, d'un ictère par hémolyse, par obstruction liée à un calcul des voies biliaires ou à un cancer de la tête du pancréas, par cancer, par parasitose, par intoxication, etc.

Ces « signes », qui vont du symptôme subjectif ou objectif aux résultats d'examens complémentaires et à l'histoire de la maladie et du malade, se réfèrent tous à un savoir clinique solidement défini au cours du temps : les correspondances établies entre les symptômes d'une maladie et les lésions ou dysfonctionnements qui les provoquent, la connaissance des causes éventuelles, etc. Enregistrer ce qui s'exprime spontanément et ce que les examens révèlent n'a qu'une fonction : la reconnaissance d'une maladie connue ou la découverte d'une maladie inconnue ou nouvelle (comme le SIDA). Les signes sont décryptés, traduits sans ambiguïtés (au moins en principe, quand la médecine réalise ses ambitions). Ils ont une *référence.*

Quand pour nous expliquer l' « hépatite » et les « manœuvres » utilisées pour la guérir, l'étiopathie nous parle des « encombrements » du bas cholédoque, de l'ampoule de Vater, etc., il mime la médecine, mais sans que le savoir auquel il prétend se référer ait le moindre rapport avec le savoir médical ou avec un savoir quelconque. Et il ne se réfère pas pour autant à un autre savoir, symbolique. Son verbalisme ne renvoie à rien.

L'auriculothérapie peut sans aucun doute être dite analogique et « symbolique » : le pavillon de l'oreille étant morphologiquement « analogue » — pas pour de bon, bien sûr, mais symboliquement — à l'ensemble de l'organisme, on peut agir sur cet organisme et ses parties ainsi symboliquement représentées en lui envoyant des signaux, intelligibles par lui seul, qui le feront, là encore, réagir (« mobiliser ses moyens de défense naturels », comme il est convenu de dire). Ce symbolisme analogique est sans consistance et arbitraire.

La vertébrothérapie suppose que, en agissant sur l'équilibre vertébral, on agisse sur le fonctionnement des organes correspondant anatomiquement à ces vertèbres (qui appartiennent au même « métamère »). En rétablissant — ou en modifiant — l'équilibre des vertèbres à telle hauteur, on agira sur le cœur, à telle autre, sur le foie, etc. Si on s'en tient à cette interprétation mécaniste et causaliste, il est déjà difficile d'imaginer que les mobilisations vertébrales puissent être assez subtilement variées pour traiter les innombrables troubles dont le cœur, par exemple, peut souffrir : aussi bien « fonctionnels » (palpitations, etc.), qu'organiques (maladies valvulaires, troubles du rythme, etc.). On serait tenté, d'autre part, de penser que contractures paravertébrales (les vrais « déplacements » étant très hypothétiques) et troubles fonctionnels forment un ensemble symptomatique dont la cause essentielle serait ailleurs (pas dans le cosmos, mais, par exemple, dans une tension émotionnelle). On observe en effet des déséquilibres vertébraux bien réels qui sont sans le moindre retentissement viscéral. En tout cas, on doit ou bien supposer que le manipulateur n'agit qu'en émettant des « signaux » sans *substratum* anatomique ou physiologique — et la symbolique est, là aussi, bien pauvre — ou croire à une action bien réelle sur les nerfs, et la symbolique est absente. Et la précision de l'action douteuse.

Malgré sa « science » à première vue très concrète, l'homéopathie nage dans le symbole. Pour elle, même une maladie parfaitement définie n'est qu'un symptôme qui renvoie à autre chose. Les signes qu'elle recueille ne tirent pas leur signification des lésions, dysfonctionnements et causes qui les émettraient comme un message à décoder, mais de leur ressemblance, de leur analogie avec un autre ensemble de signes : une pathogénésie, simulacre provoqué par une intoxication délibérée. L'ensemble des signes ne renvoie qu'à un ensemble de signes. Et ces deux ensembles ne sont liés que par des similitudes.

Les doses infinitésimales ne peuvent pas agir par une action directe, en intervenant dans un métabolisme, ou contre des agents pathologiques : elles sont un signal. Et les diathèses et tempéraments sont aussi des « signes » (comme les « signes » du zodiaque) qui désignent une nature immuable. Et les « analogies » de structure ne sont supposées et invoquées que pour expliquer des analogies de signes sans référence objective.

On s'efforce, actuellement, d'établir scientifiquement la réalité des méridiens (les lignes de force des énergies), sur lesquels les acupuncteurs plantent leurs aiguilles. On a, en outre, découvert que ces aiguilles déclenchaient la production d'endomorphines. Cela expliquerait l'action de l'acupuncture (assez, en tout cas, pour donner envie d'en savoir davantage). Mais ce n'est pas ce savoir-là qui a fondé l'acupuncture et qui en fait le succès. Là encore, c'est l'aspect symbolique qui séduit — on pique ici pour agir là-bas — sans que rien de connu (anatomiquement ou physiologiquement) ne réunisse les deux points. Ce n'est évidemment pas de l'effet local, immédiat, de la piqûre qu'on attend une action, mais de l'effet du signe, du signal émis par l'aiguille qui, par des circuits mystérieux, va modifier un équilibre énergétique. En effet, l'acupuncteur ne plante pas forcément ses aiguilles *loco dolenti* (à l'endroit de la douleur), il le fait aussi à distance. Et quoi de plus « symbolique » que toute la représentation philosophico-religieuse (les énergies, l'eau, le bois, le ciel, la terre, etc.) qui fonde l'acupuncture ?

Quant aux plantes, on a vu que leur vertu symbolique vient de leur appartenance au même monde — le monde vivant — que l'organisme humain, ce qui leur permet de jouir d'une analogie de nature avec lui. Et on sait aussi que les vertus médicinales des plantes sont souvent découvertes par la « signature » dont elles sont marquées et qui est une analogie d'apparence avec les apparences de la maladie. Ce que chacun, spontanément, pense, en croyant que la viande rouge (et *a fortiori* crue) est meilleure contre l'anémie — et pour la santé en général — que la viande blanche, que le vin blanc est plus « léger » que le rouge, etc.

L'astrologie, dont le mode de pensée est si proche de celui des médecines douces — au point, nous l'avons vu, d'y être très souvent associée pour « comprendre » mieux le malade et la maladie —, de quoi est-elle faite, sinon de signes ? Les signes du zodiaque, bien sûr, inscription, « signature » du destin. Mais aussi signes lus dans les astres, dans leurs mouvements, leur configuration, leurs actions réciproques, etc.

Ce qui sépare radicalement la séméiologie médicale de la symbolique des médecines douces, c'est donc que les signes de l'une renvoient à un savoir constitué tandis que les signes de l'autre ne reposent que sur des analogies et ne renvoient qu'à eux-mêmes ou à un autre système de signes. Le corps symbolique des médecines douces n'est pas un corps qui s'exprime par des messages significatifs (médicalement interprétables ou non), mais seulement le lieu d'un réseau de signes qui ne lui appartiennent pas en propre. Pour elles, un mal de tête n'est ni le symptôme d'une maladie ni l'expression d'un conflit psychique, mais il ressemble à une pathogénésie, il peut être soigné par une plante porteuse d'une « signature », il est lié à un déséquilibre d'énergies symboliques.

Le patient voulait qu'on l'entende, qu'on tienne compte de sa personne, de l'image qu'il a de lui-même, de son corps et de ses souffrances, qu'on s'occupe de « son » corps. Qu'on l'aide à interpréter ce qui s'y dit. La symbolique des médecines douces lui propose une tout autre lecture, une tout autre écoute : son corps est habité par des forces obscures qui le dépassent. Lui, en tant que personne, est escamoté. L'objectivation du corps se veut plus large, mais le corps reste un objet et ce qui s'y passe un jeu impersonnel de signes. Les patients devraient se sentir floués, avoir le sentiment que, selon la formule à la mode, on apporte « de fausses réponses à de vraies questions ». Et, comme celui qui meurt de soif et à qui on offre un morceau de pain, ils devraient souffrir d'être aussi mal compris et trompés.

Pourtant, il n'en est rien. Il y a sûrement à cela de bonnes raisons. On peut en proposer quelques-unes : tout d'abord il faut noter qu'aux vraies questions, il n'y a jamais de vraies réponses qui ne soient une autre manière de poser les questions, et qui ne laissent l'esprit déconcerté devant la complexité des choses. Sur ce terrain, la référence à une « connaissance » symbolique de l'obscur et le dogme sont toujours gagnants, et la science perdante. De plus, l'idéologie des médecines douces ne se contente pas de jouer de signes et d'analogies (qui, peut-être, ne convaincraient pas) ; elle mobilise en outre sans vergogne une série d'oppositions : esprit et matière, mystère et réalisme, impur et pur, unité et pluralité, tout et partie, ancien et nouveau, institution et contre-pouvoir, par lesquelles elle se donne — ou on lui donne — le beau rôle ; pourtant chaque fois, la médecine devrait et pourrait apporter des réponses, même partielles et provisoires, plus satisfaisantes pour l'esprit. Et même pour l'Esprit.

Pur-impur

Le *pur* et l'*impur,* la sainteté et le péché, le bon et le mauvais, le propre et le sale, etc., sont apparemment des oppositions qui expriment une dimension présente partout et de tout temps. Dans le bain de siège purificateur si cher à Mme Rika Zaraï, dans l'étiopathie qui libère des encombrements, dans la lutte contre la pollution chimique des médicaments allopathiques, on retrouve les préoccupations de ces médecins dont pourtant tout le monde aujourd'hui se moque, et qui, à grands coups de saignées, de clystères, de lavements, de jeûnes et de purgatifs, voulaient laver le corps des miasmes qui l'encombraient.

Les progrès de l'hygiène la plus rationnelle reposent eux-mêmes sur cette aspiration à la pureté : le tout-à-l'égout, l'eau potable, des logements propres et aérés, l'évacuation des ordures... ont sans doute fait autant pour l'état sanitaire des populations et la disparition des grandes épidémies que la médecine elle-même. Ils ont même, parfois, précédé le savoir qui les a, ensuite, scientifiquement justifiés. Les ablutions rituelles, les bains publics (on était plus propre au Moyen Age ou chez les Romains que dans la France de l'âge classique ou de l'industrialisation, plus propre dans le peuple que chez les aristocrates), le blanchiment rituel, à Pâques, des maisons, les méthodes employées pour la conservation des aliments n'ont pas attendu que Pasteur découvre les germes infectieux. Même l'asepsie et la désinfection ont été inventées avant lui.

Il n'empêche que la connaissance des microbes et la victoire sur les maladies infectieuses ont donné à ces conduites un contenu nouveau. Elles ne sont plus l'effet du seul fantasme de pureté. L'hygiène moderne apparaît comme l'heureuse rencontre entre un élan spontané (si les chats se

« lavent », si les animaux en général ne boivent pas de l'eau polluée, ce n'est pas en raison de prescriptions religieuses ou médicales), qui se manifeste généralement quand les moyens apparaissent de le satisfaire (il est difficile d'exiger une propreté méticuleuse de qui vit dans un taudis et n'a ni eau ni savon), et les enseignements de la science.

L'idée de pureté elle-même n'est pas étrangère à la médecine. Celle-ci ne plaide pas pour les pollutions de toutes sortes. Même à ses yeux, les médicaments ne sont pas « bons » : ils sont seulement moins mauvais que les maladies qu'ils permettent de combattre. Elle ne dédaigne pas les régimes, mais elle essaie de leur donner un fondement logique. Et elle ne s'est que récemment dégagée du souci religieux des selles régulières ou de l'air « pur », par où, communément, se manifeste le plus spontanément le besoin de pureté. Si, aujourd'hui, la consommation des laxatifs reste exorbitante, ce n'est pas à cause de la médecine, mais contre elle, qui ne cesse de dénoncer leurs abus. On n'y peut rien : les fèces sont le modèle même du sale, du pourri, de l'impur. Et de l'impur en soi-même, au sein de son propre corps. Aller à la selle, c'est se libérer de cette pourriture intérieure. Mais c'est aussi rappeler que, hélas, cette pourriture est là, à jamais, constamment renouvelée, jusqu'à sa victoire finale (la mort est pourriture, et l'incinération est une ultime purification par le feu). Se défaire de la pourriture, en déféquant, est un combat sans fin et perdu d'avance. Et c'est par l'effet d'une croyance naïve que, à la moindre occasion, les citadins se précipitent et se tuent sur les routes, à la recherche de la santé.

Les idées de pur et d'impur sont si enracinées et omniprésentes que les recherches sur les facteurs pathogènes (le tabac, etc.) et les prescriptions qui en découlent sont imprégnées du besoin de « purification ». Et, plus encore, la violence des campagnes contre ces « pollutions ». Mais du moins ces interdits, s'ils obéissent à une soif de pureté, ont le mérite d'être aussi (au départ et à l'arrivée) justifiés expérimentalement et théoriquement.

Les médecines douces, elles, se comportent comme les constipés chroniques : elles ne font pas vraiment confiance, quoi qu'elles en disent, à la nature. Elles semblent n'invoquer les « mécanismes de défense » que pour mettre en doute leur efficacité et se flatter de l'aide qu'elles peuvent leur apporter. Elles se comportent comme si l'organisme était assiégé — du dehors et du dedans — par une impureté sans cesse renouvelée. Les jeûnes et les dépuratifs, la prohibition des aliments « mauvais », l'élimination des « déchets » et des « toxines », la libération des « encombrements » sont, pour elle, une véritable obsession. L' « impur » est au coin de chacune de leurs phrases.

Et cette obsession a contaminé l'image publique de la santé. La publicité en fait un usage quotidien : pour se bien porter, il faut « é-li-mi-ner », purifier ses cellules, ne consommer que des aliments et des boissons « purs » et « naturels ». Un pétrole cosmétique est déclaré « fait de produits naturels » !

Paradoxalement, en effet, pureté et nature se confondent. Or, la nature n'est qu'exceptionnellement « pure ». Seule la chimie peut vraiment purifier des éléments naturels toujours complexes. Mais c'est que « pur » veut seulement dire ici « propre ». Et ce « propre » procède d'une vision religieuse de la saleté, du péché, de l'impur. Les déchets et les toxines sont le fait de l'homme et non de la Création. Et on se purge, on se désintoxique comme on se confesse. Pour se remettre en accord avec la nature divine. La médecine est impure et coupable parce qu'elle a, elle, la prétention d'introduire l'artifice de son savoir et de ses produits dans l'harmonie naturelle. Elle est salissante.

Les grandes médecines douces, l'homéopathie, l'acupuncture, les médecines manuelles pourraient sans doute protester ici de leur innocence : leurs doctrines ne reposent pas explicitement sur cette opposition pur-impur. Mais c'est cette notion qui soutient leur vogue et la méfiance à l'égard de la médecine. On leur prête, comme pour l'« Esprit », l'unicité, etc., des vertus qu'elles n'ont pas et que, en vérité, elles ne revendiquent même pas. C'est qu'elles ne doivent presque jamais leur succès à ce qu'elles sont vraiment, mais à ce qu'on pense qu'elles sont. Et c'est cette inscription en elles de fantasmes, qui leur sont parfois étrangers, qui importe.

Anciennes et modernes

Accuser les médecines douces de rester attachées à des catégories médicales anciennes ne risque pas de les blesser. Elles font de cette *ancienneté* une vertu. Elles la revendiquent. N'est-ce pas une preuve de leur validité ? L'usage des plantes remonte à la nuit des temps ; c'est donc qu'il a ses lettres de noblesse. L'histoire de l'acupuncture se déploie sur des millénaires, et éloignée de nous dans le temps, elle l'est aussi dans l'espace ; aurait-elle traversé ce temps et cet espace sans dommage si sa vérité n'était pas juste, hors du temps, valable partout ? L'homéopathie date de deux siècles, elle est passée sans dommage au-dessus de toutes les découvertes, de toutes les évolutions ou révolutions de la pensée et de la technique ; n'est-ce pas la meilleure preuve de sa valeur ?

De progrès en reniements, la médecine n'a-t-elle pas, au contraire, fait la preuve de l'historicité et de la fragilité de ses certitudes ? Quand elle considère ce qu'elle a été il y a quelques décennies seulement, elle ne peut que se voiler la face : que d'erreurs commises, que de sottises proférées !

Pourtant, les médecines douces n'ont pas si bonne conscience — après tout, « ancien » peut aussi vouloir dire « dépassé », « désuet », « obsolète » — et le modernisme les tente. Pourquoi ne seraient-elles pas, à la fois, les plus anciennes et les plus modernes ? Davantage même, les médecines de l'avenir ! Bien sûr, « la confirmation » les rassure, la référence — on ne se prive de rien — à la physique quantique contre celle de Newton, à l'Esprit de la matière, etc., a de quoi leur donner bonne figure. Mais tout de même, la médecine scientifique sait beaucoup de choses. Qu'à cela ne tienne ! Cette médecine se perd dans le détail, elle est strictement matérialiste, et donc, malgré ses connaissances, ne comprend rien. L'essentiel lui échappe.

L'esprit et la matière

Si, en effet, les signes ne renvoient apparemment qu'à eux-mêmes, et semblent ne former qu'un système autonome de signes, c'est qu'en réalité ils ne restent pas prisonniers, comme la séméiologie médicale, de la *matière*. Ils jouent sur un tout autre registre : *l'Esprit*. Rien, pourtant, dans les médecines douces, ne justifie qu'on leur prête la moindre spiritualité. Rien n'est plus matérialiste, cloué au réel, que l'homéopathie : l'Esprit n'intervient qu'en bout de course, pour expliquer l'inexplicable, l'action des doses nulles. L'acupuncture, telle qu'elle est ici pratiquée, est coupée de ses racines religieuses : les énergies du Yin et du Yang n'ont rien d'immatériel. Les manipulations vertébrales ne mettent en branle aucune puissance de l'âme, et l'usage des plantes ne fait appel qu'aux vertus supposées de la vie mise en pilules.

L'acte de foi que supposent les médecines douces n'est pas un acte de foi spiritualiste. Oui, mais voilà : si l'Esprit est quand même là, c'est qu'il faut bien donner un nom et une réalité à ce qui n'est ni mesurable, ni visible, ni palpable, ni vérifiable. L'Esprit est dans les granules homéopathiques puisqu'ils ne contiennent rien d'autre, dans les aiguilles de l'acupuncteur puisqu'elles n'injectent rien. Il ajoute un « plus » à la morne chimie des plantes pour qu'elles puissent être habitées par la vie.

Les médecines douces sont donc spiritualistes presque malgré elles, parce qu'elles ne peuvent pas faire autrement. La matière n'est, pour leurs partisans, que le véhicule contingent de signes immatériels, donc spirituels.

On ne demande généralement pas à un mystique de réparer une voiture, ni à un mécanicien de nous donner le sens des choses. Les médecines douces se comportent comme un mécanicien mystique : ses airs inspirés, son discours lui permettent de réparer sans rien savoir, en évoquant à tout hasard le carburateur ou le vilebrequin.

Mais il est vrai que la médecine est, au contraire, délibérément matérialiste, au point, parfois, de refuser tout ce qui n'est pas mesurable et concret. Et les médecins qui se mêlent de faire de l'entrisme, de combattre son positivisme (non scientifique puisque refusant une partie du réel) en demeurant en son sein, que font-ils d'autre que proclamer que tout ne peut pas se réduire à cette vision étroitement matérialiste (« où le situez-vous donc, cet inconscient ? dans l'hypothalamus ? »), que la maladie et le malade en disent plus que ce que la médecine leur fait dire ou veut bien entendre, et que cette même médecine s'en tient trop à la lettre des symptômes physiques et à des interprétations immédiatement causalistes.

Cependant, malgré le « sentiment » qu'ils peuvent parfois avoir que des patients « fabriquent » leurs maladies corporelles pour des raisons (des « causes ») qui n'ont rien de corporel, ces médecins ne vont généralement pas jusqu'à penser que toute maladie ne relève que de l'Esprit. Et encore, pour eux, l'esprit en question n'est-il pas un empyrée de divinités vagues, de forces obscures, accessibles par des « signes ». Ils l'appellent tout bêtement le psychisme et ils s'efforcent, avec plus ou moins de succès, mais honnêtement, de prendre en compte en même temps le corps que connaît la médecine et celui qui exprime le malade. Et aussi, mais dans un autre sens, le corps symbolique. Ils attribuent les effets physiques des forces immatérielles du magnétisme ou de l'hypnose, par exemple, les manifestations corporelles de l'hystérie ou de la dépression, à des processus psychosomatiques, c'est-à-dire à l'effet incontestable de nos sentiments et de nos représentations sur notre corps, et sans recourir à des hypothèses métaphysico-magiques.

Et cette médecine psychosomatique, comme la psychanalyse qui l'inspire, n'est pas une « médecine » — ni alternative, ni douce, ni naturelle. Elle n'est qu'une autre manière de pratiquer la même médecine scientifique en tenant simplement davantage compte de la personne et de l'histoire du malade, de ce qu'il dit, pense, sent, de la présence de cette personne dans la construction des symptômes, dans la relation entre le malade et son médecin, du rôle qu'elle joue dans l'expression, l'évolution et la thérapeutique de la maladie. Et en prenant aussi conscience de l'importance, dans toute cette élaboration, de la personne du médecin, de ce qu'il peut entendre et supporter de l'angoisse du patient et de la sienne propre. Ce n'est pas pour rien que cette orientation de la médecine s'adresse surtout — pas exclusivement, car le psychisme est présent dans tous les cas — à la médecine générale et aux maladies dites « fonctionnelles ». Celles-ci, à ses yeux, ont une *fonction ;* elles veulent « dire » quelque chose.

On ne peut évidemment pas s'en tenir au sens médiocre et banal de cette fonction : l'acquisition de bénéfices « secondaires », l'apitoiement, une pression exercée sur autrui ou même l'obtention d'une réparation financière. Il s'agirait alors soit de simulation plus ou moins délibérée, soit d'une exploitation secondaire, c'est-à-dire postérieure à la maladie et ne déterminant donc ni son mécanisme ni ses signes. Cette exploitation peut éventuellement susciter des plaintes et des comportements qui altèrent la pureté des symptômes — ce qui suscite l'agacement des médecins et leur intolérance à l'égard de ces « faux-malades » —, mais c'est en quelque sorte une autre maladie. Ce qui est ici en question, ce sont les fonctions expressives, « symboliques », de la maladie elle-même, les désirs ou les angoisses qui s'inscrivent dans le déterminisme même des symptômes, dans leur présentation, dans la manière dont la maladie est « vécue ». Et ce que le médecin essaie alors d'interpréter, dans les signes de la maladie et, surtout, dans ce que les patients *disent,* ne renvoie pas à des puissances obscures, à des analogies approximatives, mais à une autre dimension de la personne, que la médecine, effectivement, est tentée de tenir pour nulle ou parasitaire.

Cette médecine qui se veut plus globale — et plus scientifique — n'oppose pas à la médecine scientifique un savoir qui lui est hétérogène. Même si écouter ce que dit le patient requiert une attitude mentale très différente de celle qu'exige l'écoute d'un cœur ou la palpation d'un foie (elle ne suppose pas, par exemple, la même recherche d'une référence immédiatement causaliste), elle se situe en continuité avec la médecine, comme son prolongement homogène, avec le même respect pour la raison, pour la pluralité et la précarité des explications possibles.

Quand, par exemple, on essaie de savoir ce qui entraîne l'apparition d'un ulcère du duodénum, on ne prétend pas trouver une explication unique et définitive, et on ne remet pas en cause ce que la médecine scientifique en sait. (D'autant plus que la médecine en sait presque tout, et peut même le « guérir », mais ignore ce qui le provoque.)

Une des hypothèses de la médecine psychomatique suppose que les maladies psychosomatiques résultent, en général, d'une incapacité du patient à « symboliser », c'est-à-dire à traduire psychiquement, symboliquement, son conflit psychique. Il en est alors réduit à inscrire ce conflit dans son corps. Mais cette absence de « symbolisation » psychique n'exclut pas le symbolisme de la maladie vue par le médecin.

Les symboles de la médecine psychosomatique comme les signes de la médecine renvoient donc à des processus définis qui n'ont rien à voir avec les « signes » sans référence des médecines douces. Ils ne font appel ni à l'unicité d'un principe explicatif, ni à un Tout de l'univers, ni à un mystère sacré. Simplement à l'ensemble de la personne insérée dans son monde.

Cette conception de la médecine se heurte cependant à l'ambivalence du corps, si largement exploitée par les médecines douces : il est, nous le savons, objet de savoir et de sens. Le patient veut être entendu, mais il ne veut pas être renvoyé à son rôle dans la maladie et à la fonction qu'il fait jouer à celle-ci. Il veut qu'on inscrive sa plainte et sa personne dans un réseau explicatif de signes qui l'innocente. Il ne veut pas qu'on lui dise : « Si vous avez mal à la tête, ou à l'estomac, c'est que là s'exprime quelque chose qui est en vous », car il entend alors : « C'est de votre faute », « Vous ne voyez pas clair en vous » et « Personne n'y peut rien. » Il préfère donc croire qu'une nature inscrite en lui — son signe, son tempérament, son terrain... — combinée à des conduites erronées, à l'influence du temps, des astres, définit une maladie indépendante de lui — de sa volonté, de sa clairvoyance — et sur laquelle on va agir sans lui.

L'interrogatoire de l'homéopathe, méticuleux et souvent inattendu, donne ainsi au patient le sentiment que tout a été pris en compte, alors qu'on a écouté tous ses symptômes mais pas lui. Sa satisfaction est donc totale : on prend *tout* en charge sans qu'il ait à s'en mêler ; c'est-à-dire très exactement ce qu'il était censé refuser.

On a aussi la conviction que les thérapeutes doux — qui sont des médecins —, ne font, comme les psychosomaticiens, qu'ajouter un « plus », comme on dit, à la médecine. Ne savent-ils pas comme n'importe quel médecin — et plus soigneusement encore — examiner, faire pratiquer des examens, poser un diagnostic ?

Dans une double page de publicité parue dans la grande presse, les laboratoires Boiron n'affirment-ils pas, après le slogan « Ce qu'il y a d'unique en chacun de nous, chaque granule homéopathique le respecte », que « l'Homéopathie, c'est une méthode thérapeutique, mais c'est aussi une conception de la Médecine directement inspirée par Hippocrate. Le Médecin Homéopathe ne traite pas un " cas ", il soigne avant tout une personne : il prend en compte l'ensemble des symptômes significatifs de la réaction spécifique de chaque malade, pour utiliser au mieux les ressources de l'homéopathie ».

« Mais le Médecin Homéopathe est avant tout un Médecin : il n'est pas enfermé dans un dogme et cherche à faire profiter son patient de tous les acquis de la Médecine et de la Science dans une démarche qui s'adapte à chaque individu. »

Dans un même mouvement, on pose un problème et on affirme qu'il est résolu, mais sans nous dire comment. Par quel miracle une conception *autre* de la médecine, une interprétation *autre* des symptômes significatifs (?) visant à soigner avant tout une personne et pas un « cas » (ce qu'on appelle communément une maladie) permettent-elles au Médecin Homéopathe de « faire profiter son patient de tous les acquis de la Médecine et de la Science » ? (On pourrait méditer sur l'usage des majuscules et se demander pourquoi seul le patient en est privé.)

En fait, il faut choisir, car autant les points de vue et les processus mentaux de la médecine scientifique et de la médecine psychosomatique sont homogènes, ne s'excluent pas, autant ceux des médecines douces et de la médecine sont totalement hétérogènes et s'excluent.

Poser un diagnostic « médical » et appliquer une thérapeutique « douce » est logiquement incompatible. A quoi peut bien servir — sinon de mesure de prudence — de connaître les causes, les mécanismes, etc., d'une maladie, si, pour la soigner, on recourt à une doctrine thérapeutique qui les ignore ? De savoir, par exemple, que le rhumatisme articulaire aigu de cet enfant est lié à une angine à streptocoques et a entraîné une lésion cardiaque, si on n'utilise pas la pénicilline, et si la seule ambition est de retrouver la ressemblance du tableau clinique présenté par cet enfant avec une pathogénésie connue, pour pouvoir lui prescrire les doses infinitésimales du produit correspondant à cette pathogénésie ?

Imagine-t-on un paysan qui, après s'être inquiété du savoir vétérinaire pour comprendre la maladie qui affecte son bétail, invoquerait le mauvais œil et les jeteurs de sorts et traiterait le mal par des exorcismes et des formules conjuratoires ?

Or, c'est à peu près ce que font les médecins qui pratiquent les médecines douces tout en voulant bénéficier des acquis de la médecine. Aux « signes » répertoriés et référencés de la médecine, ils ajouteraient leurs systèmes de « signes ». Comme si, pour s'exprimer, les puissances qui émettent ces signes se plaisaient à emprunter en outre les symptômes médicaux. Les déséquilibres des énergies, ou on ne sait quelle représentation homéopathique, prendraient le masque d'une hernie discale ou d'un asthme pour se manifester, et prendraient au piège une médecine qui ne se rend pas compte que tout son savoir n'est qu'une fiction, qui attribue tel accident à une erreur de conduite ou cette diarrhée à une toxi-infection, alors qu'ils ne résultent l'un et l'autre que du sort ou de « causes » totalement obscures ou fictives.

Il n'est vraiment pas facile d'imaginer qu'on puisse comprendre la maladie en se référant à une science et agir indépendamment ou en contradiction avec elle, en fonction d'un « autre » savoir. Tenir compte du savoir médical sans en tenir le moindre compte relèverait d'un exercice de l'esprit plutôt acrobatique. Si on veut traiter le « cas » d'une « personne », il faut tenir compte de la personne, l'introduire dans la compréhension du cas, mais sûrement pas faire appel à une « conception » autre du cas qui, en outre, exclut la personne.

Nous savons que les fervents de l'homéopathie répondront que ce conflit est dépourvu de sens et d'intérêt. Si l'homéopathie maintient imperturbablement sa « conception » en dépit des progrès de la science, c'est qu'elle savait *déjà*. Parmi toutes les intoxications expérimentales, certaines provoquent, par exemple, un ictère. Chacune, un ictère différent, avec des signes accompagnateurs différents. Et, bien sûr, chacune suscite des moyens de défense différents, *analogues* à ceux que déclencherait telle ou telle des causes que la médecine peut nommer. L'analogie préexistait à la découverte d'un des termes de l'analogie : la maladie médicalement définie. Mais alors, quel besoin les homéopathes peuvent-ils bien éprouver de savoir s'il s'agit d'une hépatite virale ou d'un autre ictère, puisque les symptomatologies homéopathiques permettaient de savoir d'emblée par quelles solutions infinitésimales on peut, dans chaque cas, déclencher les « moyens de défense » appropriés ? Une satisfaction de l'esprit ? La joie de confirmer que la Providence avait institué des correspondances (symptômes — causes — pathogénésie homéopathique — traitement) d'une subtilité et d'une précision confondantes et qui permettaient depuis bien longtemps de guérir des maladies auxquelles la science a eu tant de peine à donner un visage et un nom, auxquelles elle a, en pure perte, attribué des causes et des mécanismes ?

Et c'est bien ce que disent constamment les tenants des médecines douces. Aucun n'affirme rien sans ajouter aussitôt que la physique la plus moderne, la biologie la plus récente, les chercheurs les plus avancés viennent, après coup, leur donner raison. Ce n'est pas, comme on pourrait le croire, pour se donner des garanties scientifiques, se justifier, vaincre les résistances des incrédules, mais pour affirmer sans fausse modestie leur prééminence et leur priorité. Ce que la science prenait pour un mystère, à conquérir ou à respecter, ces médecines l'avaient déjà conquis et colonisé.

Le mystère

La science, en principe, ne parle en effet pas de ce qu'elle ne connaît pas. Il arrive que, dans des disciplines de pointe, où la spéculation occupe une plus grande place que l'observation ou l'expérimentation (ce qui se passe à des milliards d'années-lumière, l'infiniment petit ou l'infiniment complexe), elle se permette des fictions explicatives, elle hasarde des hypothèses séduisantes mais discutées. Ce sont des domaines où, généralement, on ne tire pas des conséquences immédiatement pratiques de ce qu'on imagine. Ces « fictions », quand elles ne sont pas de pures satisfactions de la pensée, servent d'hypothèses provisoires que des recherches ultérieures pourraient peut-être exploiter avec de nouveaux moyens, ou qu'elles devront rejeter.

En général, la science définit donc, négativement, le territoire du *mystère*. Chacun est en droit de combler comme il lui plaît ce vide laissé par le savoir. Ou, aussi bien, de le supporter ; ce qui n'est pas forcément déplaisant, ni stupide : le désir de tout expliquer d'un seul coup n'est pas le signe évident de la curiosité, de l'effort intellectuel et de la tolérance, et n'apporte à l'angoisse qu'un apaisement précaire.

Les médecines douces font du mystère un territoire positif et privilégié, sinon unique. « On ne sait pas tout, on ne comprend pas tout, donc... » est un des arguments majeurs qu'on invoque en leur faveur. Mais ce « donc... » ne conduit bizarrement pas à : « Il faut donc être déjà satisfait de savoir ce qu'on sait et chercher à en savoir le plus possible, ou se résigner à ne pas tout comprendre tout de suite... ou peut-être à ne jamais comprendre », mais à l'hypothèse que « elles » savent peut-être ce que nous ne savons pas. Leur savoir étant « autre », ne relevant pas de l'esprit scientifique, on ne peut rien lui opposer. Alors, pourquoi n'auraient-elles pas, à leur manière, raison ? « A leur manière » signifiant généralement qu'on ne peut pas entrer avec elles dans le mystère, mais seulement croire ce qu'elles nous en disent.

Tout le monde a vu ou entendu le sketch comique où Pierre Dac, déguisé en mage, à qui Francis Blanche demandait : « Pouvez-vous nous dire l'âge de ce monsieur ? », répondait avec force : « Oui ! » C'est tout. Pourquoi aurait-il dû dire l'âge en question ? Mage, il pouvait le dire. Cela suffisait.

La médecine et les croyances occupent des territoires différents. La frontière qui les sépare est définie par le savoir. L'une regarde l'obscurité qui règne au-delà de la frontière, dans le territoire de l'inconnu, à la fois inquiétant et excitant, suscitant le besoin de conquête. Les autres, les pensées mystiques, religieuses et superstitieuses, campent de l'autre côté. Mais leurs vérités n'annulent pas le savoir qui règne de ce côté-ci. Les médecines douces, elles, ont un pied de chaque côté. Elles prétendent à un savoir qu'elles tiennent de leur maîtrise du mystère mais qui ne relève pourtant pas ouvertement du sens. Elles se meuvent avec aisance dans cet entre-deux, faisant du savoir un mystère et du mystère un savoir.

Unicité, pluralisme et morcellement

Elles jouent, ce faisant, sur un autre besoin quasi général : tout le monde souffre du désordre du monde, et tout le monde veut croire que derrière ce désordre apparent se cache un ordre, une *vérité unifiante.* Même la science court après ce principe unique, ou, au moins, après un modèle unique de pensée qui épargnerait à l'esprit l'obligation de passer, selon les objets du savoir, d'un principe explicatif à un autre, d'un mode de pensée à un autre.

Pour les médecines douces, l'image de Pascal n'a plus cours. En dehors de la sphère du savoir, la petite bulle bien close de leurs certitudes unifiantes flotte allégrement dans les espaces infinis de l'inconnu, du mystère. Comme tous ceux qu'effraient aussi bien l'agitation désordonnée qui règne à l'intérieur de la sphère que l'immensité du vide, du non-savoir, n'auraient-ils pas envie de s'y précipiter ?

On peut penser que c'est à cause de ce besoin d'unité que le monothéisme a vaincu le paganisme, au point de donner à ce mot un sens péjoratif, et que des dieux multiples, contradictoires et volontiers farceurs, sur qui on pouvait projeter toutes les contradictions humaines, ont dû s'incliner devant un Dieu unique, tout-puissant, omniscient, omniprésent. Mais on n'arrive pas à croire que ce besoin suffise à assurer la vogue des médecines douces tant est pauvre leur principe explicatif unique et médiocre le contenu de leurs dogmes. Et ce sont ces médecines qui adressent à la médecine le reproche d'une réductionnisme appauvrissant !

Mais l'unicité a un double sens : elle ne s'oppose pas seulement au pluralisme, mais aussi au morcellement, à la fragmentation du savoir auxquels on oppose le *Tout* de l'univers et du corps.

On suppose bien que le corps, plongé dans un univers plus large et plus complexe que la réalité immédiate, est soumis à l'action et à l'influence de rythmes et de cycles, du temps qu'il fait et du temps qui passe, des conditions matérielles et sociologiques, du monde comme il va, du bouleversement des mœurs et des valeurs, de l'argent, de l'éducation, de la génétique, etc. Et pourquoi pas des astres, du monde végétal, des conflits entre les principes de l'eau et du feu, du ciel et de la terre... ?

Mais qu'en *savons-nous?* De cet environnement avec lequel le corps et la personne du patient entretiennent un dialogue permanent et complexe, que savons-nous, que pouvons-nous connaître, sinon ce que nous pouvons en voir avec les moyens que la science nous propose dans ce corps et cette personne que le patient nous offre ? Des « signes » ? Quels signes ?

Ce Tout, dont il est question, qui l'appréhende, et comment ? Parlerait-on d'une expérience mystique, qu'il n'y aurait rien à en dire. Mais en quoi l'homéopathie, l'auriculothérapie, la vertébrothérapie ou même l'acupuncture peuvent-elles prétendre accéder à ce Tout, sinon en le réduisant à ce presque-rien que chacune d'elles érige en vérité unique ?

Cela les protège, bien sûr, du morcellement qu'on reproche tant à la médecine. Mais comment pourrait-on sérieusement appliquer un principe unique et une seule méthode — sinon ceux de la raison — à des objets aussi différents que le foie, le cœur, le cerveau ou les émotions ? On ne peut pas étudier les fonctions du foie avec un électrocardiogramme, c'est évident, ni analyser un problème psychique en dosant les transaminases, ni faire le diagnostic d'un infarctus par un scanner cérébral. Aussi bien les objets de son étude que les instruments qu'elle utilise obligent la médecine à se spécialiser. Loin d'être un défaut, ce morcellement est la garantie de l'esprit scientifique : il obtient des vérités partielles, pas une vérité. Le problème n'est pas le morcellement, mais la manière dont, dans la pratique, on peut insérer les renseignements épars dans une attitude plus globalisante. Que le tout ne soit pas seulement la somme des parties n'implique pas qu'accéder à un tout — provisoire et hypothétique, de toute façon — exclue le savoir acquis sur les parties.

Autonome et dépendant

Seules des vérités unicistes — et pas des vérités complexes et contradictoires — permettraient que le patient conquière une certaine *autonomie* contre le terrorisme médical.

Le langage des patients s'est beaucoup médicalisé. On dit moins qu'on a mal ici ou là, qu'on ne peut plus faire ceci ou cela, on dit davantage qu'on souffre de la vésicule ou d'une colite, d'un ovaire ou — c'est plus récent — du pancréas. Dans la pratique, cette médicalisation de la plainte et de la description des symptômes constituerait plutôt un obstacle à la compréhension réciproque entre le médecin et le patient. Elle oriente et déforme non seulement ce que dit le patient, mais même ce qu'il sent. Mais du moins témoigne-t-elle de l'accessibilité du discours médical, de la « partageabilité » du savoir. Ce savoir peut, parfois, être d'une complexité telle qu'il est difficile de l'expliquer, sinon en recourant à des schémas souvent très éloignés de la vérité. Mais il n'est pas, par principe et par nature, impartageable.

Et, dans la majorité des cas, le médecin et le patient peuvent s'entendre sur une représentation commune de la maladie. Un infarctus ou un diabète, c'est, en fait, très compliqué, mais on peut, sans que ce soit scandaleux, parler d'artère coronaire bouchée, et du rôle du pancréas. Et, pour ce qui est du traitement, les obstacles sont encore moindres. Il est rarement difficile d'expliquer pourquoi on prescrit tel ou tel traitement, même si l'action des inhibiteurs calciques, ou d'un simple antalgique, exige, pour être vraiment comprise, des connaissances dont les médecins eux-mêmes ne disposent pas toujours. Il arrive donc que les patients discutent tel ou tel traitement. Même quand ils se trompent plus ou moins quant aux dangers et aux vertus de la cortisone ou des antibiotiques, des hormones ou des diurétiques, ils sont en droit de les refuser, en demi-connaissance de cause.

Ou de demander des explications. Ils peuvent aussi bien modifier les traitements qu'on leur prescrit, diminuer ou augmenter les doses en fonction de ce qu'ils ont compris, de ce qu'ils espèrent, de ce qu'ils craignent. Ils ne naviguent pas dans un noir absolu. Jouissant d'un certain savoir, ils peuvent jouir d'une certaine liberté. Ils peuvent même refuser, discuter au moins, un diagnostic.

A-t-on jamais vu, au contraire, peut-on seulement imaginer qu'un patient discute le diagnostic — qui, rappelons-le encore, se réfère à un artefact, la pathogénésie — que lui proposerait — si cela arrive — son homéopathe, qu'il conteste telle dilution d'un produit au nom chargé de mystère et en suggère un autre (« Vous ne croyez pas que 7 CH serait mieux que 10 CH et que Sulfur me conviendrait mieux que Gandula ? »), qu'il propose à l'acupuncteur, en arrivant, le méridien et le nombre des aiguilles qu'il conviendrait de planter, qu'il indique au vertébrothérapeute la manœuvre à accomplir ? Ou qu'il plante lui-même ses aiguilles, qu'il exécute lui-même les manœuvres ?

Il y a, bien sûr, l'automédication homéopathique. Mais elle se résume le plus souvent à la répétition forcément aveugle d'un traitement déjà prescrit dans les mêmes circonstances. Et les homéopathes n'apprécient guère ces initiatives. Et ce, d'autant plus que cette automédication (et davantage encore l'hétéromédication qui est la forme la plus fréquente de l'automédication) est généralement en contradiction avec le principe de l'homéopathie qui est le plus convaincant : elle ne soigne pas une maladie mais un malade. Comment alors pourrait-on conseiller à autrui ce qui vous a réussi ? Comment ne pas rire devant le traitement de la grippe qu'on se refile (où est donc passé le grippé singulier, incomparable à un autre ?) ?

Dans ce qu'il faut bien appeler l'idéologie des médecines douces, tout se tient donc. Les limites de la raison ne définissent pas le territoire de l'inconnu, du mystère, des croyances et des religions, mais un univers où des vérités unifiées permettent le règne d'une autre raison et d'un autre savoir. Cet univers est celui des *signes :* signes énigmatiques que des sciences occultes déchiffrent, et signes grâce auxquels on agit sur des puissances cachées. Du cosmos, siège d'une mythologie sans dieux ni cosmogonies, à la particule douée de mémoire, l'*Esprit* donne leur sens à ces signes et, grâce à eux, les éléments que la science médicale isole pour en tirer des connaissances insignifiantes se répondent dans un concert d'une parfaite harmonie. Constamment menacées, la *pureté* et la *sagesse* originelles du monde naturel et du corps ne peuvent être sauvées que par une *purification,* par l'élimination des *déchets* et des *toxines* accumulés par des erreurs qui sont autant de péchés. Toute intervention qui ne stimule pas mais contrecarre la spontanéité des moyens de défense naturels ne peut que créer ou aggraver le mal.

On ne croit avoir besoin de la science que parce que, créatrice du désordre, elle feint de pouvoir le rétablir et nous rend dépendants d'elle. Au contraire, le respect des lois de la nature nous fait accéder à une *autonomie* nouvelle.

Symbolisme, pureté et sagesse originelles, principe unique d'explication du Tout, autonomie du patient, respect des lois naturelles sont les notions clés de cette idéologie. Elles s'opposent point par point à celles qui gouvernent la médecine scientifique : fragmentation du savoir, présomption d'une technique pourtant parcellaire et méconnaissant le savoir spontané du corps, action brutale et aveugle nous réduisant en esclavage.

Que la médecine mérite partiellement ces reproches ne fait pas de doute. Que les médecines douces ne soient pas une réponse qu'on peut lui opposer fait encore moins de doute. Elles prétendent s'opposer à une médicalisation objectivante du corps et aller à la rencontre du corps imaginaire du patient, en lui offrant un corps symbolique, un univers de signes. Or, contrairement à la séméiologie médicale, le symbolisme des médecines douces est sans références. Fermé sur lui-même, il est en rupture avec le savoir médical auquel il prétend pourtant ajouter un « plus » que la médecine psychosomatique peut, plus légitimement, revendiquer.

Il joue, en outre, sur des valeurs auxquelles nous aspirons tous : la pureté, l'unicité, la globalisation, l'autonomie, etc. Et l'exploitation de ces aspirations, quand elles sont sans références autres qu'elles-mêmes, n'est pas sans conséquence.

CONCLUSION :

UNE DÉRIVE COMMUNE

En bout de course, surgissent, c'est inévitable, deux objections :

— tout ce qui précède ne *peut pas* être vrai puisque cela supposerait que tous les adeptes des médecines douces sont des imbéciles ;

— s'en prendre aux médecines douces est bien suspect. Passe encore de ne pas y croire, mais pourquoi les dénoncer ? Au nom de quoi et pour le bien de qui ?

Les deux questions se tiennent. S'il est entendu que les adeptes des médecines douces ne sont pas des imbéciles, on peut en conclure que les raisons qu'ils ont d'y croire sont bonnes, et mauvaises celles qu'on se donne d'en douter. Et si on a disqualifié la critique, il en résulte que les médecines douces suscitent une adhésion justifiée, donc que leurs adeptes ne sont pas des imbéciles et que leurs détracteurs, eux...

On croit aux médecines douces de deux manières : après les avoir étudiées et éprouvées — comme praticien ou comme patient — ou, cas le plus fréquent, avant tout cxamen. Dans le premier cas, on peut s'inquiéter d'une conviction acquise à partir de théories dont nous avons vu la fragilité et d'expérimentations nulles ou douteuses. Dans le deuxième cas, seuls le besoin de croire, la peur de la mort et de la souffrance — et maintenant de la médecine — peuvent expliquer un manque certain de curiosité et d'esprit critique. Dans les deux cas, ce qui de toute façon importe, ce ne sont pas les médecines douces, mais la crédulité que leur succès suppose et ce qu'on veut trouver en elles.

On ne peut pas, d'autre part, confondre l'acte de foi qui fonde certaines croyances sacrées et la crédulité qui soutient les croyances profanes. Les premières peuvent être à l'origine des manifestations les plus éclatantes du génie humain; elles n'impliquent cependant pas forcément ce génie ni même l'intelligence. Les secondes ne supposent pas forcément la bêtise, mais ne l'excluent pas. Le besoin de croire peut s'accompagner de certaines qualités de l'esprit, mais il ne les garantit sûrement pas. Et il peut conduire à la pure sottise. On ne croit pas parce qu'on est idiot, mais le besoin de croire peut rendre idiot.

Il n'est même pas nécessaire d'être incroyant ou « rationaliste » pour condamner la croyance. Entre elles les croyances ne sont pas tendres, comme les guerres de religion — qui n'ont pas cessé — en témoignent. On ne peut avoir qu'une croyance à la fois; les autres sont donc absurdes, stupides ou même criminelles. Les médecines douces n'échappent pas à la règle. Comme on ne peut pas croire à la fois à l'auriculothérapie et à l'homéopathie — c'est l'un ou l'autre —, à la phytothérapie et à l'acupuncture, chacune exclut les autres.

Et ce n'est, de toute façon, pas la qualité éventuelle ni le nombre des croyants qui font la qualité des croyances. Le stalinisme a séduit des esprits distingués et l'Allemagne nazie a connu des scientifiques de valeur. Un prix Nobel peut très bien dire des bêtises. En revanche, la bêtise de ses adeptes peut, c'est vrai, déconsidérer une croyance. Mais ce n'cst pas un bon argument. Et il est inutile.

Donc, c'est entendu : les fervents des médecines douces ne sont pas tous des imbéciles, même si certains d'entre eux, de toute évidence, le sont (des textes cités plus haut en font la preuve) et même si des personnes intelligentes peuvent, dans ce domaine précis, témoigner d'un surprenant manque de discernement.

D'ailleurs, s'ils étaient tous des imbéciles — et si la critique des médecines douces était dépourvue de raison —, ce livre serait sans objet : son but n'est, au fond, que de comprendre comment des sentiments et des idées respectables peuvent être détournés au profit des médecines douces.

Et, au fait, qui sont donc ceux qui « croient » aux médecines douces ?

Selon une enquête réalisée en avril 1987 par Ballester (études et conseil en marketing et en communication) au Salon des médecines douces et portant sur 326 questionnaires, les femmes sont les plus nombreuses (61 %) pour toutes les tranches d'âge (jusqu'à 81 % pour les 45-54 ans), sauf, bizarrement, pour les 35-44 ans (46 % de femmes, 54 % d'hommes).

45-54 ans, c'est l'âge où les femmes, du fait de circonstances multiples, physiologiques (la ménopause) et sociales (les enfants sont élevés), entre autres, ressentent le plus grand désarroi. Certaines n'apprécient sans doute pas les solutions (hormones, antidépresseurs, etc.) que la médecine leur propose pour les aider à surmonter cette crise.

35-44 ans, en 1987, c'est la classe d'âge qui a « fait » Mai 68 et constitue le gros des troupes écologiques, celle dans laquelle on trouve les ex-soixante-huitards repentis, revenus de toutes les « illusions lyriques » du Progrès. Refusant cependant de se réconcilier avec les « idéologies » qu'ils dénonçaient alors (les pouvoirs, l'État...), ils se tournent plus volontiers vers la réussite individuelle, les petits groupes, la vie associative, l'écologie, etc. Les hommes seraient peut-être plus nombreux à être impliqués dans cette désillusion et cette reconversion en des idées qui viennent favoriser les médecines douces. Les femmes de ce groupe d'âge se seraient plus volontiers orientées, elles, vers le féminisme : on sait que celui-ci s'exprime souvent par de la méfiance à l'égard d'une médecine d'hommes, agressive, dominatrice, et que les médecines douces passent pour être plus « féminines », plus proches de la vérité naturelle, plus maternelles, etc., mais peut-être ne sont-elles pas très nombreuses à avoir pris ce virage.

C'est, d'autre part, dans la catégorie des mariés ou concubins que la différence entre les sexes est la moins forte, tandis que, parmi les divorcés ou séparés, les femmes sont de très loin les plus nombreuses (75 % contre 25 % d'hommes). Peut-être parce que les hommes restent rarement seuls et parce que la médecine n'a aucune réponse à offrir à la solitude et au besoin qu'elle suscite de s'accrocher à quelque chose.

Enfin, en dehors de ceux qui exercent leurs activités dans le monde de la santé (38 % de paramédicaux, pour 20 % de praticiens et 17 % d'étudiants), le public est nettement dominé par les « employés » (80 sur 140), tandis que « ouvriers, personnel de service, autres » ne représentent que 1,4 % de cet univers hors médecine et 0,6 % de l'ensemble, et que les classes les plus favorisées (artisans, commerçants, industriels, cadres supérieurs, ingénieurs, professeurs, professions libérales) sont moyennement représentées (44 sur 140). Comme s'il y avait à un bout de l'échelle sociale ceux qui ne se posent pas de questions inutiles et font confiance à la médecine, et à l'autre bout ceux qui en savent assez pour refuser des réponses intellectuellement peu convaincantes, tandis qu'au milieu se trouveraient ceux qui ont les moyens de se poser des questions mais pas de rcfuser certaines réponses. On sait, ce n'est pas nouveau, que les demi-savoirs sécrètent facilement des convictions arrêtées mais sans grand fondement. En politique, on appelait cela le « poujadisme ».

Quand on demande à ces visiteurs de choisir un autre nom

pour le Salon, 34 % choisissent : « Salon du mieux-vivre », 23 % : « Salon du bien-être », 16 % : « Salon de la qualité de la vie », 16 % : « Salon du nouveau patient », et seulement 11 % : « Salon de la santé ». Comme si les médecines douces n'avaient pas pour fonction de soigner. Il est difficile d'imaginer pareille négation de la maladie quand on veut bien se rappeler qu'il s'agit d'un salon de médecines. Et d'ailleurs, 50 % pensent que l'objectif des médecines douces est : « plutôt prévenir la maladie » ; 30 % : « plutôt entretenir la forme », et 20 % seulement : « guérir ». (Mais alors si, malgré tout, on tombe malade ?)

Une autre enquête a été réalisée, en 1985, par la Seimex, à la demande du Comité français d'éducation pour la santé et de la MNEF (Mutuelle des étudiants) auprès d'usagers de la santé et de médecins généralistes. A des entretiens qualitatifs s'ajoutaient les données « recueillies à l'occasion de deux tables rondes, l'une réunissant des praticiens non médecins, exerçant une thérapie alternative, l'autre rassemblant divers partenaires concernés par les médecines douces (thérapeutes médecins et non médecins, libraires et assureurs spécialisés, etc.) ».

« Ce travail visait à connaître les opinions et pratiques en matière de médecines différentes et à les mettre en regard des conduites relatives au corps, à la santé, à la maladie et à la médecine. »

Les motivations reposent surtout, on pouvait le prévoir, sur une critique de la médecine et de l'attitude des médecins, et sur une valorisation de « l'autre mode de relation au thérapeute qu'ils disent y avoir trouvé » (dans les médecines douces). « L'approche psychosomatique est perçue comme étant plus particulièrement l'apanage de ces médecines. » Elles représentent aussi « une dernière chance de guérison », sans qu'on nous dise cependant si on se tourne vers elles à l'occasion de maladies graves ou de maladies fonctionnelles chroniques, avant d'avoir été soigné par la médecine ou après l'échec de celle-ci.

Pour ceux qui rejettent ces médecines — et qui ne nous intéressent pas ici —, les raisons sont banales, « normales » pourrait-on dire : absence de légitimité scientifique, etc. Plus surprenant : on invoque « une trop grande complexité et une participation vigilante du patient en contradiction avec l'attente de résultats tangibles et rapides ».

« Pour plusieurs usagers de la santé, utilisateurs ou non des autres médecines, ces modes de soins " doux " conviennent particulièrement ou exclusivement aux pathologies " douces "... En outre, le recours à l'automédication, dans ces disciplines, permet de soigner les petits maux de façon pratique et sans risques d'effets secondaires indésirables. »

Plusieurs profils d'usagers se seraient dégagés de cette enquête :

« Les tenants d'un style de vie », qui y cherchent et y trouvent le moyen de satisfaire « une démarche globalisante de santé physique et mentale, alimentaire, sport, rythmes de vie quotidienne, etc. »

« Les médicalisés », grands consommateurs de toutes les médecines.

« Les non-consommateurs de médecines différentes », catégorie non homogène : fidélité à la médecine, peu d'intérêt pour la santé, médecines douces vestiges du passé, invalidés par les avancées de la médecine.

Donc, pas de surprises : les médecines douces sont perçues comme étant globales, psychosomatiques, personnalisées...

Quant aux « allopathes », ils ne sont pas spécialement hostiles. Au fond, ça ne les intéresse pas. « Parce qu'ils ne croient pas à leur efficacité thérapeutique propre et/ou qu'ils n'en voient pas l'utilité par rapport à leur pratique actuelle, plutôt que par rejet plus catégorique et militant. »

Le reste de l'enquête concerne des problèmes de statut.

Ces deux enquêtes, sans grandes surprises, confirment l' « image » qu'on se fait des médecines douces, mais ne nous disent rien de leur réalité, ni même de ce qui a permis que cette image ait pu être élaborée et résiste à l'examen.

Elles permettent cependant de noter au passage la différence entre l'image et la réalité :

— L'écoute d'un acupuncteur qui passe d'une cabine à l'autre, la psychosomatique des herboristes et phytothérapeutes, la globalité du chiropracteur sont, pour le moins, des vues de l'esprit. Quant à l'automédication !

— Ce qu'on attend des médecines douces, c'est plus une dénégation — active, conjuratoire — de la maladie que son traitement.

— Ce qui fait le plus grand mérite des médecines douces, c'est de n'être pas la médecine.

Ce qu'on nous décrit, c'est donc une opinion, une rumeur, pas un choix rationnel. A croire que, dans tous les cas, les personnes sont interrogées non pas sur leur expérience — positive ou négative —, mais sur leurs aspirations, avant toute expérience, *a priori*. On apprend qui est pour ou contre, pas qui est satisfait ou déçu.

Or, ce qui nous intéresse, c'est de comprendre pourquoi cet *a priori* ne s'accompagne d'aucun savoir vrai, n'est troublé par aucune interrogation et comment on peut être une dupe volontaire, le « volontaire » étant, tout compte fait, plus important que le « dupe ».

Dans le numéro 85 d'*Autrement*[1], Daniel Bloy et Guy Michelat posent la question : « A votre avis, y a-t-il des maladies qu'il vaut mieux faire soigner par la médecine ? » et une cinquantaine d'autres questions portent sur les attitudes à l'égard de la science et de la technique, les croyances aux phénomènes de type paranormal, les croyances et pratiques religieuses, et les caractéristiques

1. « Autres médecines, autres mœurs », *Autrement*, n° 85, décembre 1986, p. 93.

socioculturelles et démographiques de la personne interrogée.

Les résultats de cette enquête confirment aussi ce qu'on pouvait supposer : on croit plus volontiers aux médecines douces si on croit aussi aux phénomènes paranormaux (tables tournantes, télépathie, envoûtements, fantômes) ou à l'astrologie. Celle-ci touchant davantage les classes les plus populaires et ceux-là les catégories plus cultivées. Cette croyance dans les médecines douces, liée aussi à l'écologie, à la méfiance à l'égard de la science (on vivait mieux avant, etc.), frappe moins les vrais croyants et les vrais incroyants que ceux qui ont besoin de croire à quelque chose sans être religieux.

Le premier rapport destiné au ministère des Affaires sociales[1], celui de février 1986, note (p. 21) que 90 % du public sondé (par la SOFRES en 1984) « a entendu parler des médecines douces » (ce qui laisserait supposer, étant donné le tapage fait autour d'elles, que 10 % des Français sont sourds et aveugles), que 51 % les estiment plus naturelles que la médecine classique (puisqu'elles s'appellent comme ça !), et que, parmi les 90 % qui s'estiment informés, on note 51 % d'utilisateurs (soit 37 % pour l'homéopathie, 21 % pour l'acupuncture, 10 % pour la phytothérapie, 5 % pour les thérapies manuelles).

On sait déjà que les 90 % « informés » sont ceux qui ont « entendu parler », et si on se reporte au sondage lui-même, on découvre que les « utilisateurs » sont ceux qui ont répondu « oui » à la question suivante : « Vous-même, parmi les médecines douces suivantes, quelle est ou quelles sont celles que vous avez déjà utilisées, ne serait-ce qu'une fois, pour vous soigner ? »

Avec cette conception des « intéressés » et de l' « usager », quels résultats quantitatifs retiendrait-on si on sondait

1. Cf. p. 27.

les habitants de la région parisienne en leur demandant d'abord s'ils ont entendu parler des transports en commun, et, si oui, lesquels ils ont empruntés, ne serait-ce qu'une fois (métro, autobus, RER) ? Ou, qualitativement, s'ils ont entendu parler des films classés X, et, si oui, s'ils en ont vu au moins un. Grâce à quoi, on se serait sans doute convaincu que la pornographie est un « fait de société » ayant acquis sa « légitimité sociale » et donc que les films en question mériteraient d'être examinés avec la plus grande considération et pourraient servir au progrès de l'art cinématographique et de l'autonomie des spectateurs.

Rien ne nous permet de savoir combien, parmi ces « usagers », sont des usagers habituels, occasionnels ou exclusifs, ni pourquoi ni qui ils sont. On ne sait donc pas qui, parmi eux, appartient à la catégorie des satisfaits, à celle des non-satisfaits, qui est convaincu et qui ne l'est pas, et pourquoi, en fonction de quelle expérience ou de quelle réflexion.

En fin de compte, seule l'enquête d'*Autrement* nous éclaire un peu. On se doutait bien — chacun peut faire sa petite enquête « qualitative » — que la croyance dans les médecines douces (les croyances profanes dans leur ensemble pourrait-on dire) est plutôt le fait d'esprits religieux sans religion, de dogmatiques à la recherche d'un dogme. Pour qui le questionnement, la recherche, les incertitudes ne suffisent pas. A qui il faut des réponses à tout prix.

Parmi ceux-là, certains pensent sans doute qu'en choisissant « contre », on fait au moins preuve de liberté : mais on sait que le refus d'une culture dominante et la nostalgie d'une contre-culture peuvent, faute de moyens, sombrer dans une non-culture.

Les sondages, et même les enquêtes, ne nous renseignent donc que sur des opinions et, accessoirement, sur les catégories (âge, niveau socioculturel, sexe, etc.) des personnes interrogées. Ils ne peuvent rien nous dire sur la validité de ces opinions. (Sinon qu'elles seraient fondées davantage sur les préjugés que sur un examen critique des théories et sur l'expérience.) Que tant de personnes soient ou non « pour » les médecines douces ne nous dit rien sur les raisons de leur adhésion ou de leur rejet.

Cela ne résout donc pas notre problème : comprendre comment on peut croire aux médecines douces et les opposer sérieusement à la médecine, quels que soient les défauts de celle-ci, et comprendre, surtout, comment ceux qui s'y rallient, qui ne sont pas des imbéciles, et qui s'y rallient au nom de valeurs respectables, peuvent ne pas se rendre compte que leur attente est trompée.

Les enquêtes peuvent établir la « légitimation sociale ». Elles ne peuvent rien nous dire de la « légitimité scientifique ».

Or, c'est surtout parce qu'il est l'expression d'un phénomène social, et qu'il le favorise et l'amplifie, que le succès des médecines douces n'est pas, comme on veut le croire, sans signification particulière et sans conséquences.

L'analyse de cette signification et de ces conséquences ne constitue pas un procès d'intention; elle n'est pas le fruit d'une intolérance systématique ou d'une invention : nous avons vu que les laboratoires Boiron faisaient de l'homéopathie une autre conception du monde, et il suffit de lire, de regarder et d'écouter pour être frappé par la concordance entre des idées qui ont cours partout et celles qui sont invoquées à l'appui des médecines douces. Et par l'adhésion sans examen critique que les unes et les autres sollicitent et obtiennent. Un patient disait : « Plutôt qu'écouter mes amis répéter ce que répète inlassablement la télé, j'aime autant la regarder tout seul. C'est moins déprimant et je peux me mettre en colère sans me fâcher avec personne. »

Bien sûr, la nature est belle, et, par sa beauté, bienfaisante ; et, bien sûr, les hommes semblent prendre un malin plaisir à l'abîmer, à la polluer, à détruire les équilibres naturels de l'environnement dont nous dépendons, à traiter en dépit du bon sens ce corps dont nous dépendons aussi. Personne n'ignore — ça se voit parfois et « la science moderne le confirme » — qu'il y a des différences naturelles entre les personnes et même entre les groupes humains. La violence est indiscutablement présente partout, au point d'en être obsédante. On ne peut pas nier que la raison ait fait faillite dans bien des domaines, qu'elle nous ait enfermés dans un monde sans âme où la dimension sacrée se dégrade.

Bien sûr ! Mais le problème n'est pas de constater ces erreurs et ces menaces, mais de savoir comment réagir contre elles. Or, ce que nous constatons aussi, c'est que — et les médecines douces en sont l'illustration exemplaire — la pensée « consensuelle » leur oppose des phantasmes, des rituels, des comportements magiques et des opinions ne reposant que sur la rumeur médiatique et sur d'incroyables détournements de sens. On ne se sert pas des analogies et des signes pour chanter la gloire du monde ou les passions mais pour les gouverner. On invoque le sens des choses à des fins pratiques et politiques.

L'idée d'écrire ce livre est peut-être née le jour où près de 2 millions de personnes ont manifesté à Paris pour défendre l'école privée au nom de la liberté. Un enseignement confessionnel ou de luxe était soudain décrété plus respectueux de la liberté d'opinion et de l'égalité des chances que l'école publique soupçonnée, elle, d'endoctrinement. Et ce détournement de sens ne provoquait qu'une indignation molle et découragée. On pouvait donc dire n'importe quoi. Pourquoi pas remplacer « propriété privée » par « propriété libre », « chemin privé » par « chemin libre » ? Les arguments en faveur de l'école privée ne manquaient pourtant pas (élitisme, désir que ceux qui avaient déjà les meilleures chances disposent d'écoles plus sélectives, etc.). Un seul était inacceptable : la défense de la liberté. Et on protestait à peine.

Depuis longtemps, les communistes nous infligeaient un détournement encore plus grave. Ils confisquaient et pervertissaient les valeurs de la gauche — la justice, la liberté, la dignité — pour en faire un dogme fermé et totalitaire. Mais ça passait de moins en moins bien.

Partout, actuellement, les mots perdent leur sens. Le libéralisme sauvage est le garant de la liberté, la concentration des médias garantit le pluralisme, l'esprit entrepreneurial assure le respect d'autrui, l'argent est le reflet de la valeur personnelle, l'humiliation des plus faibles est la condition de l'identité nationale, les prisons sont le seul moyen de rassurer, etc. Et la passivité de l'opinion désorientée, habitée par la peur, est appelée « consensus ». Tout ce qui fonde l'injustice a enfin acquis une « légitimation sociale » et tout ce qui veut la combattre est disqualifié au nom du réalisme.

Les médecines douces — Boiron a raison — sont prises dans ce mouvement.

Des enquêteurs disent avoir établi la collusion entre des mouvements d'extrême droite — en France, au Canada et en Belgique — et certaines médecines dites douces. Il faudrait, pour en faire état, que nous puissions soumettre ces relations à une scrupuleuse vérification. Mais ce n'est, à vrai dire, pas nécessaire. Elle ne ferait que démontrer la réalité politique de ce que je dénonce ici : une connivence idéologique.

Il n'est évidemment pas question de souhaiter la moindre restriction concernant la pratique des médecines douces, mais simplement de combattre ce que leur vogue exprime et qui met en danger des valeurs essentielles. Et ces valeurs sont simples : le respect, ou, si on préfère, le refus du mépris.

On ne peut pas attendre et encore moins exiger de personne — sinon des saints — un amour universel. L'amour ne se commande pas et il entretient avec la haine des relations trop intimes pour qu'on puisse combattre l'une en mobilisant l'autre. Les religions fondées sur l'amour n'ont jamais eu des effets très convaincants sur la paix entre les hommes. Et que le désir trop vif d'aimer ses semblables et de faire leur bien soit plutôt de mauvais conseil n'est plus à démontrer (pour les médecins, c'est ce que Balint appelait leur « vocation apostolique » et dont il convenait, selon lui, de se déprendre si on ne voulait pas imposer aux patients une autre parole que la leur).

Le respect, lui, peut se commander. Il est l'opposé et non l'autre face du mépris. Et le mépris peut être combattu : il se reconnaît immédiatement. Et cette simple opposition mépris-respect suffit, au fond, pour juger du bien et du mal. Pas du bien et du mal qu'on veut ou qu'on fait, mais de ce qui est juste et de ce qui ne l'est pas. Le respect de l'autre, de son identité, de sa liberté, de sa dignité, c'est-à-dire le refus de l'exclusion, de la discrimination, de l'injustice sont les « valeurs » qui sont, à notre avis, menacées par l'idéologie qui s'exprime dans les médecines douces.

Il faut bien avouer un paradoxe : la raison ne peut pas fonder ces valeurs, et pourtant elle seule permet de les défendre ; ce n'est pas en son nom, c'est vrai, mais grâce à elle qu'on peut combattre les phantasmes pseudo-scientifiques qui font le jeu du mépris. Et comme ni la raison ni la science ne nous interdisent de penser qu'un homme en vaut un autre, que tout être humain est respectable, on ne court aucun risque en usant d'elles.

Il est bien évident, pour commencer par le plus facile, que les idées omniprésentes de pureté et de Nature — telles qu'elles s'expriment, nous l'avons vu, dans les discours en faveur des médecines douces — ont peu de chances de favoriser le respect d'autrui. En effet, la peur des pollutions, des déchets, du sale, de l'impur, et le phantasme du pur, du propre, etc., ne se limitent pas à notre entourage physique ou au corps, mais touchent aussi notre entourage humain et le corps social. Ce sont eux qui s'expriment quand on dit qu'il faut nettoyer la France « devenue la poubelle du monde », qu'il faut rejeter les « sales » n'importe quoi au-delà des frontières, qu'il faut « éliminer » les « déchets » sociaux qui empêchent la société entrepreneuriale de tourner rond, « dégraisser » les effectifs, « purger » l'administration, se « débarrasser » des « pourris » qui nous gouvernent, exclure les drogués, les sidaïques et les homosexuels. Car il faut aussi lutter contre les pensées impures, le vice qui subvertit la jeunesse, la sexualité dite libre qui corrompt le sang. Il faut laisser les mécanismes d'« autodéfense » nous protéger des délinquants venus d'ailleurs.

Le « sale » juif, ou arabe, ou nègre, n'est pas sale : il est fondamentalement impur, d'une autre nature. Il est radicalement autre et inassimilable. Et il est marqué à jamais d'un « signe » ineffaçable, visible dans le meilleur cas, caché dans le pire des cas. Celui qu'on hait le plus, ce n'est pas, comme on aime à le dire, le plus proche, mais celui qui, par une apparente proximité, cache sa redoutable et radicale différence. On hait davantage le « beur » que l'ouvrier algérien illettré et davantage le juif assimilé que le juif orthodoxe. C'est à la dose infinitésimale, presque nulle, que la perversion est le plus vivace et dangereuse. La « signature » de la race désigne et dénonce le sang corrupteur, ce sang impur qui abreuvera les sillons. Et c'est par les gaz, comme on fait pour la vermine, et par le feu des fours crématoires que la purification par l'élimination des impurs sera le plus efficace et le plus symbolique.

Impure est aussi la culture cosmopolite contre laquelle Goebbels tirait son revolver, impure la femme, impur le progrès technique, impure la médecine qui nous pollue chimiquement. Partout règne la pollution ; elle menace de tout submerger : les pensées propres, les sentiments élevés, la nation et la religion. Et toutes les pollutions sont « nocturnes », inspirées par des puissances mauvaises et cachées.

On pouvait s'étonner que Louis-Ferdinand Céline, cet obsédé du racisme, de la corruption de l'Occident par la race juive, ait pu consacrer sa thèse de médecine aux travaux d'un médecin juif autrichien. C'est sans doute qu'en Céline le médecin était alors plus présent que l'antisémite, mais que la soif de pureté était déjà là : Semmelweis avait inventé l'asepsie, la purification.

Le corps social ne se défend-il pas, comme le corps, contre ce qui lui est étranger ? Et, comme le corps, davantage contre ce qui semble le plus proche (un cœur ou un rein humain) que contre ce qui lui est le plus étranger (une prothèse métallique ou plastique). Mais cette comparaison, si commune, est dépourvue de sens : où sont donc la cellule initiale et le programme génétique de la nation, ce programme qui définit rigoureusement l'identité biologique — uniquement biologique — d'un individu de la naissance à la mort ? Où sont les chromosomes et l'ADN des États-Unis, de la France ou de l'Allemagne ? Qui a jamais vu une nation identique à elle-même de la date de sa naissance au moment de sa mort ?

Quand Pétain clamait : « Je hais les mensonges qui nous ont fait tant de mal », c'était aux mensonges de la république pourrie, du Front populaire, de la canaille, des juifs et des francs-maçons, tous corrupteurs de la vraie France qu'il en avait. Et quand il ajoutait : « La terre, elle, ne ment pas », il ne désignait pas seulement la bonne terre, celle des paysans, celle qui nous nourrit, mais la terre de la patrie, que les vrais Français portaient à la semelle de leurs chaussures, la terre des ancêtres, celle où plongent les racines traditionnelles et culturelles du peuple de France. Et il allait la purifier avec zèle des souillures apportées par les usurpateurs, frappés dès l'enfance par une irréparable malédiction, et qu'il fallait, comme une mauvaise herbe, arracher et brûler.

Et conformément à son idée de la Nature, pure et purificatrice, il allait créer les *Chantiers de la jeunesse* dont l'idéologie était on ne peut plus claire. Là, la jeunesse allait se ressourcer, retrouver ses racines et son identité et se purifier de tous les miasmes de la ville et des illusions perverses de la république des voyous. On allait enfin retrouver, sous la protection et avec l'exemple des Allemands, la pureté des corps et des âmes, fabriquer les excellents Français si chers à Maurice Chevalier. Et c'est par hasard sans doute que, dans ces foyers où se renouaient enfin les liens avec les vérités naturelles et traditionnelles, la gymnastique matinale, pratiquée après le lever des couleurs, s'appelait le « décrassage » !

Avant la Deuxième Guerre mondiale, l'élan vers plus de justice et plus de liberté, qui devait aboutir au Front populaire, avait donné naissance, lui, aux *Auberges de la jeunesse* (introduites en France, dans les années vingt, par Marc Sangnier). Leur ambition était tout autre : offrir aux jeunes gens d'alors la possibilité de sillonner la France et le monde, d'aller à la rencontre de la nature toute simple des campagnes, des rivières et de la mer, pour y découvrir librement les autres et la fraternité. A la nature fraternelle des Auberges, s'opposait la Nature symbolique et purificatrice des Chantiers.

Quand la nature n'est pas seulement la nature qui nous entoure, qu'il faut protéger, effectivement, des pollutions et dont il faut s'efforcer de connaître les lois, mais une nature symbolique, *secrète* et détentrice de secrets qui se dévoilent par des signes, elle n'est plus l'objet de la curiosité et du respect, mais d'un culte. Pas la campagne paisible où on va rechercher le repos, le silence, la rencontre avec les éléments, soi et les autres, mais les grandes forêts romantiques, les océans tumultueux, les déserts flamboyants où les héros vont communier avec les dieux, puiser leurs forces dans la vie sauvage, les énergies telluriques et cosmiques et regarder de haut, avec mépris, comme Hitler de son nid d'aigle, les peuples rampants, tout juste bons au travail et à la servitude. Ou à l'extermination.

Et cette nature déifiée, celle des lois secrètes, des puissances obscures et des signes, c'est aussi, plus banalement, celle de l'ordre établi, celle qui légitime les inégalités sociales et les hiérarchies, la répression et le mépris au nom des inégalités naturelles, inscrites en nous et nous déterminant absolument.

Parce qu'elle veut introduire son ordre et découvrir des lois, la science peut, de son côté, sembler nous y enfermer, nous coincer entre un péché originel, héréditaire, et nos péchés contre la santé. Mais ni l'hérédité ni une vraie science de la nature ne nous enferment dans une définition totale et définitive de ce que nous sommes ou pouvons devenir. Nous gardons toujours une marge de liberté. Et le mépris ne s'inspire pas du savoir. Contrairement au racisme ordinaire, sentimental, qui se moque de toute légitimité scientifique (à lui aussi la « légitimation sociale » suffit), le racisme « scientifique » prétend asseoir le sentiment raciste sur une science biologique. Mais il ne résiste pas à l'examen. On ne méprise pas quelqu'un en raison de son groupe sanguin, de ses gènes ou de son groupe HLA, de son identité biologique, mais en raison de sa « nature » définie par un « signe ».

Contrairement à celle de la science et à la religion, la Nature des médecines naturelles, du conservatisme social et du racisme nous détermine absolument. Elle définit ce que nous sommes ; notre « nature », notre « terrain », notre « signe », notre « tempérament » ou « diathèse », d'autant plus impérieusement inscrits en nous qu'ils sont moins bien définis, qu'ils ont l'inéluctabilité obscure du destin. Et c'est en son nom qu'on persécute, qu'on exclut, qu'on élimine.

Bien entendu, le culte de la Nature et la soif de pureté se prolongent tout naturellement dans le culte du corps. N'est-il pas ce qu'il y a de plus naturel en nous ? Pour les médecines douces, on le sait, le corps a recouvré la miraculeuse unité d'un corps préservé du regard morcelant et mortifère du médecin. C'est le culte de ce corps symbolique, mythifié, qui s'exprime dans la revalorisation moderne du corps et qui conduit les gens à faire du jogging, à se précipiter dans les boutiques qui vendent des produits « naturels », à faire la guerre à ceux qui fument, à pratiquer le body-building, des régimes sans fondement, une musculation intensive, etc.

Mais le culte de ce corps est ambigu parce que le corps est lui-même ambigu : siège d'une sagesse originelle mais aussi des désirs impurs, périssable et fort, menacé par les toxines mais disposant de moyens de défense naturels, il doit être à la fois purifié, fortifié et neutralisé (la sexualité est donc dans le muscle, pas dans le sexe, elle est celle de l'entrepreneur ou du guerrier, pas de l'amoureux). Seules la force et les performances comptent, pas le bonheur ou l'harmonie. Il suffit de comparer, à Rome, une statue du Forum et les statues du Foro italico (érigé par Mussolini), pour voir la différence entre l'harmonie d'un corps et la puissance sans grâce du héros.

Or rien ne justifie médicalement le culte du muscle et de la puissance. Et rien, sinon le plaisir qu'on peut prendre à jouer, à se sentir libre et heureux dans son corps, ne légitime le sport et l'athlétisme. Et rien n'excuse que, en raison de la conscience qu'on a de son impureté, on lui impose des contraintes, et qu'on prenne à le maltraiter la jouissance de se laver de ses péchés. Quand on a bien transpiré (éliminé), quand, rompu de fatigue, on a payé, alors on a des chances d'être absous.

Pour le corps social aussi, seules comptent la force, les performances, les victoires. Les faibles sont condamnés ou, au mieux, protégés, « assistés » avec tout le mépris que le mot sous-entend. Une société n'est respectable que si elle est puissante, si elle produit, si elle dispose d'armes puissantes, d'une devise forte, d'usines compétitives, si elle a le courage d'éliminer les non-performants, les non-battants. Si elle est dure et pure. La « culture » n'est là que pour faire joli ou, éventuellement, rapporter des devises, signe de santé comme les muscles. On a nommé ministre de la Culture un homme dont le mérite culturel le plus évident était la sportivité.

Pour que la société soit saine, les seuls remèdes sont l' « austérité » et le puritanisme. La société doit se plier à des contraintes légitimes. Le citoyen doit renoncer à une part de sa liberté. Puisque les grands mages le lui « expliquent ».

Car on « explique », interminablement, à la radio, à la télévision, dans les journaux, mais on le fait de telle sorte que le sentiment général est qu' « ils » savent mais qu'on ne peut pas comprendre comme eux. Et il n'est même pas sûr, tout compte fait, qu' « ils » comprennent. Le public acquiert plutôt la conviction que le monde social, économique et politique — comme la nature, la maladie, la thérapeutique — obéit à des forces obscures qui se manifestent par des signes énigmatiques et sur lesquelles on ne peut agir que par des litanies incantatoires et des gestes conjuratoires — qu'il ne s'agit pas de comprendre mais de subir en s'en remettant à « eux ». Les événements ne lui semblent pas être l'effet de mécanismes complexes mais intelligibles, mais résulter d'une nature des choses hors de sa portée. Ils ne sont pas vraiment analysés, mais l'objet de la « communication », de commentaires, de « petites phrases », comme s'ils n'étaient pas seulement imprévisibles mais en plus inexplicables même après coup. La Bourse qui monte ou descend, les chiffres du chômage, le cours du dollar, le malheur des gens sont comme les variations météorologiques : on les subit, on n'en est jamais acteur. Comme on n'est pas les acteurs des médecines dont les secrets sont entre les mains de ceux qui disposent d'un « autre » savoir.

On se paie de mots qui ne se réfèrent à rien de connu, de repérable. Ne sont vraiment mesurables que les opinions, la cote des personnalités. La langue des médecines douces et la langue de la vie politique se ressemblent étrangement. On ne sait pas de quoi on parle, ce qu'on peut vraiment comprendre et faire, mais on en parle dans un langage savant, « scientifique ».

Et du même coup, on attend de « quelqu'un » qu'il ait le charisme, le « don », le « pouvoir » secret qui lui permettra d'agir sur les forces occultes qui gouvernent notre sort.

Car, comme il y a le « mauvais » qui nous encombre de déchets et toxines et nous empêche de nous bien porter, il y a aussi le mauvais qui empêche la société de fonctionner normalement ; des groupes sociaux ou simplement « la pourriture » qui se manifeste par des « affaires » et des scandales qui amusent une galerie qui sait pourtant qu'elle n'en aura jamais le fin mot.

Et comme la médecine « dure » suffit à justifier tous les égarements des médecines douces, le Mal absolu, là-bas, à l'Est, sanctifie tout ce qui se passe ici. Il suffit d'évoquer la « iatrogenèse » pour que soient oubliés les méfaits ou la nullité des traitements « doux ». Il suffit de dénoncer les atteintes aux Droits de l'homme là-bas pour que soient lavés les péchés d'ici : l'humiliation, l'injustice, les inégalités, l'endoctrinement sournois sous le couvert du pluralisme. Et les tentatives d' « adoucir » la médecine ou d'assouplir le totalitarisme suscitent les mêmes sarcasmes et la même suspicion.

Et, en plus, tout le mal est venu, là-bas, de la volonté folle d'inscrire la rationalité dans l'histoire, dans le réel. Il faudrait donc renoncer à la raison, renoncer à comprendre vraiment, renoncer à agir rationnellement. Mais a-t-on jamais vu une démocratie naître et vivre contre la Raison, a-t-on jamais vu une dictature la chanter et s'appuyer sur elle ?

Quand on ne comprend pas, quand tout se dérobe à la

raison, on a encore plus peur : de la maladie, du chômage, de la crise, de la souffrance, du terrorisme, de la mort, des autres. Et de la « déstabilisation », cette notion nouvelle et mystérieuse. Et quand on a très peur, on tombe dans des croyances irréfléchies qui donnent l'illusion qu'on pourra faire face au désastre inintelligible qui toujours menace. La déroute des esprits conduit à la recherche de vérités simples, de dogmes unifiants et d'hommes doués de « pouvoirs ». Mal informée, l'opinion ne peut être que l'expression des passions et des préjugés.

Et comme les médecines douces vivent de la dénégation de la violence « naturelle » de la maladie et de la mort, et comme on transfère sur la médecine qui prétend les combattre la terreur qu'elles inspirent, on dénie la violence de l'ordre naturel des choses, des inégalités naturelles, des hiérarchies naturelles pour ne plus la voir que dans ce qui se mêle de les contester (un licenciement n'est pas une violence, mais une grève oui), ou dans ce qui prétend les corriger : l'État, les institutions sociales. En faisant violence à la nature des choses, en intervenant dans des mécanismes naturels, sous prétexte de combattre « allopathiquement » les maladies, ou de protéger en légiférant les faibles contre les forts, la médecine et l'État empêchent le corps et le corps social de s'épanouir en toute liberté et de conquérir leur autonomie triomphante.

De ce parallèle entre les modes de pensée des médecines douces et la pensée dite « consensuelle » — on pourrait le poursuivre interminablement —, on pourrait conclure que les médecines douces sont des médecines qui conviennent bien à notre société.

Mais on peut aussi penser qu'en elles se manifestent clairement des dérives dangereuses de cette société vers un renoncement au savoir et à la raison, et la chute dans une civilisation du mépris. En dénonçant ce qu'elles représentent, on peut, peut-être, réveiller la vigilance de ceux qui subissent cette dérive sans réagir et sans même en avoir clairement conscience.

Dire : « Je suis fidèle aux aspirations qui ont failli faire de moi un communiste, mais encore plus aux raisons qui me l'ont interdit » et : « Je suis respectueux du savoir médical et de ses instruments, mais pas de la manière dont les médecins s'en servent » revient au même. Dans les deux cas, c'est refuser le mépris et l'abdication de la raison. Car « le sommeil de la raison produit des monstres ».

TABLE

II. L'IDÉOLOGIE

CONCLUSION

IMPRIMERIE S.E.P.C. À SAINT-AMAND (CHER).
DÉPÔT LÉGAL, AVRIL 1988. N° 10089 (3410-091).